YILIAO JI KANGFU
SHEHUI GONGZUO DE SHIJIAN TANSUO

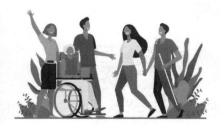

医疗及康复
社会工作的实践探索

陈会全　主编　　罗伦　副主编

中国社会出版社

国家一级出版社·全国百佳图书出版单位

图书在版编目（CIP）数据

医疗及康复社会工作的实践探索／陈会全主编. —北京：
中国社会出版社，2021. 6
ISBN 978 – 7 – 5087 – 6541 – 9

Ⅰ. ①医… Ⅱ. ①陈… Ⅲ. ①医疗保健事业—
社会工作—研究 Ⅳ. ①R19

中国版本图书馆 CIP 数据核字（2021）第 083229 号

书　　名：医疗及康复社会工作的实践探索
主　　编：陈会全

出 版 人：浦善新
终 审 人：尤永弘
责任编辑：张　迟

出版发行：中国社会出版社　　邮政编码：100032
通联方式：北京市西城区二龙路甲 33 号
电　　话：编辑室：（010）58124856
　　　　　销售部：（010）58124825
网　　址：www. shcbs. com. cn
　　　　　shcbs. mca. gov. cn
经　　销：各地新华书店

中国社会出版社天猫旗舰店

印刷装订：河北鑫兆源印刷有限公司
开　　本：170 mm×240 mm　1/16
印　　张：16. 5
字　　数：250 千字
版　　次：2021 年 6 月第 1 版
印　　次：2021 年 6 月第 1 次印刷
定　　价：55. 00 元

中国社会出版社微信公众号

编辑委员会

序

　　我带着欣喜的心情来写这篇序。在 2008 年前已听闻陈会全老师，但不很熟悉。"5·12"汶川大地震改变了我们很多人生命的轨迹，亦是从 2008 至 2012 年，我能和很多灾区的年轻社工老师及一线社工结缘，当时陈老师已在灾区开展康复社会工作，到如今已超过 10 年。今天能阅读他和他的学生在社工实务中的经验，实在感恩，看见医务及康复社会工作在不同的场景中实践，实在不容易，所花的努力亦很大，感谢这些年轻的社工学子，他们的经验如小小的石子，拼砌出一幅重要及专业的图画。我经常鼓励年轻人，不要小看自己年轻或所做的事是小事，只要用心做，小事将变成改变的开始，在小事上忠心，在大事上亦会忠心。

　　当我阅读这些文章时，我想到医务及康复社会工作的几个重要课题。第一是社会工作在医疗或康复系统中的定位及角色。中国社会工作开始自 20 世纪 80 年代，从复还社工教育开始，接着到 90 年代才有实务，到现在超过 30 年，社会工作开始被接纳及蓬勃开展起来，在不同领域、社区、省市都有不同发展，但它的专业性仍被挑战，传统体制内的社区工作者与专业社工有什么不同？专业在哪里？更何况在庞大医疗体系中的医疗专业，社工便显得渺小，没有地位。在书中第一篇文章已提及传统医疗场所下医务社会工作的定位及功能，该文章是重要的打开医务及康复社会工作实践前的讨论，当然另一文章谈到伦理亦很重要，其实文中指出伦理的抉择不仅是在医疗界，在任何社会工作的领域也都同时存在。第二个课题是社工是专家抑或是非专家。在医疗的体系中，社工身份是很重要的，其专家定位带给病患者信心及痊愈的动力，但在《"钻家"而非"专家"：精神障碍社区康复的策略浅析》一文中，点出社工如何是专家但又不带专家的权威，如何协助精神康复者及其家人，这个定位很重要，既不会弱化服务对象，亦能促进服务对象的优势的展示，这种视角亦提醒每一位康复社会工作者如何是专业，但实践起来却不像专家，具有相当挑战性。第三个课题是多种专业，在医务及康复社会工作中是很重要的。现在在我国医疗体系中，社工未能达到在其他专业中的重要专业定位，这是正常的。在我国香港地区或其他很早发展社工专业的地区都是一样，因为专业亦有等级之分。在多专业合作社区精神康复实践、跨专业介入安宁疗护案例实践及其他实务文章中，对这方面的阐述亦很详细。在实务中，从多专业到跨专业到贯穿专业是一个过程，喜见在四川省有些医院及康复中心能尝试多专业介入的实践，这是非常鼓舞人心的。第四个课题是什么模式及视角适合医务及康复社会工作。文章提及从生理到心理到社会模式，亦有提及问题视角、解决问题视角、优势视角等，这些不同的视角或模式都能使用在实务中，但重点是你怎样看人，怎样看服务对象，怎样看他旁边的人，他们是有问题的，抑或是有优势的，抑或是有解决问题能力的，是弱者，是需要帮助的等，不同的实务文章及理念层面的文章都有带出，读者可细细品赏。

最后我想说，此书有概念性、系统性的文章，也有实务操作性的文章，都具有启发性及参考价值。将医务社会工作及精神康复社会工作都放在同一书中亦是一特色，证明所有的作者都是从实务中梳理出经验与反思。贯穿全书，实践中看出理念及价值观，都是基于相信服务对象的能力，从不同系统介入协助，认知助人过程的限制，反思社工专业在多种专业中可发挥的功能。这些实践文章都很务实，反映出作者是踏实的一线社工和学生。如前所说，每一块小石子都能拼出美丽及实在的图画，这本书正代表着务实的践行。期望有更多医务及康复社会工作实践，期望看见更多更深入的书写，累积宝贵的智慧，将该专业领域带到更新的层面。

为你们的灯加油，让点燃生命的光更亮！

欧羡雪

香港理工大学服务学习及领导才能发展处高级主任

四川"5·12"灾后重建学校社会工作项目前社工专业顾问

目 录

传统医疗场所下医务
社会工作者的定位和功能

张举惠　　陈会全

一、医务社会工作的发展前景与挑战

"他们是医师的助手，护士的伙伴，患者与家属的朋友，家庭的保护人，社区的组织者，其他专业技术人员的合作者。"医务社工为医院的患者提供心理关怀、政策咨询等服务，协助医师和护士为患者提供全方位有针对性的专门服务，以解决患者患病以来产生的心理、社会、精神等方面的问题。因而，医务社工作为一个专业化的职业在医院中发挥着不可替代的作用。

就目前中国医务社会工作的发展来看，医务社会工作相对于社工来说还属于新兴领域，在医院工作的社工如何找准自己的定位并发挥应有的功能，提升医院体系内对医务社会工作的认可程度是医务社会工作未来发展的重中之重。就国内关于医务社会工作的研究而言，医务社会工作定位和功能发挥的研究较少，大多关注在某一具体的问题和案例的研究上。

早在 2009 年，中共中央、国务院在新医改方案中就明确提出，要开展医务社会工作，完善医疗纠纷处置机制，在国家层面明确了医务社工在医院的发展方向。近 10 年的时光中，医务社工的发展远远没有如想象的如火如荼。广东省社工师联合会医务社会工作专委会主任委员关冬生指出："医务社会工作发展步履较为艰难，关键因素是还没有获得医疗领域，主要是卫生行政部门与医疗机构的广泛了解与认同。"从医院层面来讲，以政策性的支持开设社工部吸引专业的社工人才但缺少领导的支持和宣传的背景下往往导致医院工作人员对社工岗位的不了解，仅仅靠社工的力量获得医院职工的认同是不够的，这往往也会造成同事之间的误解和工作上的不便以及患者对医务社工的信赖程度不足。更有甚者将医务社工放在行政岗位上，挂靠在某些部门而非专门的社工部，从事着行政方面的工作，这往往与医务社工的定位相去甚远。

二、角色认知的差异阻碍医务社会工作者定位和功能的稳定性

（一）来自医务人员的角色认知

医务社会工作者扮演的角色即定位和功能在实际的运用过程中存在差距。总体表现为某些角色的缺失或者扮演的角色不充分导致功能的发挥不全面。

在实务工作中，经常听到医护人员将医务社工定位为调解者的角色。从医护人员对于医务社工的认知来看，他们认为医务社工仅仅是作为调解者的角色，充当医护人员和患者之间的中间人，缓解医务人员与患者因沟通造成的矛盾。该现象表明医护人员未能完全接纳医务社工，他们认为医务社工的角色单一且功能有限。因此，医护人员片面的认知导致了医务社工的定位和功能受到限制。

（二）来自病患的角色认知

因为后期"嵌入"医院系统的医务社会工作缺少媒体高度的宣传和医院领导的认同，低普及率和低宣传使得社会大众对医务社工的认识不足。因此，患者入院后，面对医院设置的"医务社工"这一岗位，他们感到陌生以及对医务社会工作者的不信任。

即使有患者接受了医务社会工作者提供的服务，但他们对于该岗位的认识也较单一。绝大多数患者对医务社工的认知停留在"志愿者和开展活动的人员"这一层面上，侧面反映出医务社会工作者在自我宣传和服务开展中角色的模糊。这给患者向医务社工寻求帮助造成角色认知不清的障碍进而可能阻碍患者向医务社工寻求帮助。

（三）医务社工对角色的认知

医务社会工作者对自身的角色认知来自医务社工的理论，包括评估

者、辅助者、资源链接者、教育者、倡导者、联系者、调解者、经纪人、策划者和研究者的身份。实务开展过程中，医务社工发挥的角色与理论角色重合，但在为患者发声并向有关方面提供建议促使现有医疗体制改革和跟进患者出院后转归问题的功能还未能实现。

三、医务社会工作者的角色

（一）医务社会工作者的角色定义

评估者：对住院或者正在接受门急诊治疗的病患及其家属，运用心理－社会诊断模式对其所面对的问题作出评估，对有自杀倾向或严重心理问题的患者及早作出判断并进行危机干预处理，对一般问题患者及家属进行评估，有计划有步骤地介入。通过一系列的评估量表及早发现需要服务的案主，主动与案主接触、发现问题并有计划地解决。

辅助者：在门诊或者住院治疗的患者中，因突发疾病给个人和家庭带来不同程度的损害，妨碍到个人能力和家庭功能的发挥。作为辅助者，医务社工帮助患者及其家属分析因疾病带来的问题，进行辅助治疗，增强患者的伤残适应能力，达到恢复全部或部分原有功能的目标。

联系者：充当长期住院患者与社会其他群体联系的中间人。在患者因疾病需要长期住院治疗时，患者与外界的联系被客观原因切断，医务社工作为联系者将患者与医院外的人连接，增强患者与外界的互动。

教育者：教育者的角色包含两个方面的功能，一是对住院期间的病患及其家属就疾病的治疗知识、康复、临床照顾技术提供咨询服务；二是在社区、学校、广场等公共场所，开展讲座、活动、义诊等，宣传疾病预防和康复知识，倡导健康的生活方式。

倡导者：正在住院或接受门急诊治疗的患者，因为生病后身体部分功能丧失或受到限制，面临成为困难群体的险境，医务社工作为倡导者，向有关方面提出建议，促进现有医疗体制改革，保障每个公民在患病时都享有公平的诊疗服务。

调解者：针对正在住院或接受门急诊治疗的病患面临的劳动关系、家庭关系等方面与之进行沟通、调解，保障病患者的合法权益，维护良好家庭支持系统，调节病患、家属与医护人员之间的关系。

资源筹措者：社工对住院或者接受门急诊治疗的困难患者，特别是没有医疗保险或者非本地户籍人员里的重病患者，主动发掘社会资源，协助他们申请符合条件的大病救助基金或者通过视频、平面、网络媒体向社会寻求帮助，以解决治疗费用，保障他们正常治疗的顺利进行。

经纪人：社工为已经完成在本医疗机构治疗的患者寻求需要的其他服务，如协助联系康复医院，为"三无"患者联系救助站，为弃婴联系福利院安置，为完成治疗的适龄儿童联系学校。

策划者：主要是针对病患及其社区居民的需要，策划开展小组活动、病友活动、健康知识讲座、义诊等服务。

研究者：研究是社工的一项重要实务技巧。主要包括对医务社工服务个案、小组、活动所作的持续性效果评估，总结经验，提升医务社工的实务水平；总结临床服务技巧，推进本土化的实务研究成果；总结医务社工实务经验，推进本土化医务社工服务的发展。

（二）医务社会工作者服务的目的

1. 协助病患及其家属适应医院环境

患者病后住院，意味着从自己熟悉的环境突然进入陌生的医院环境，首先面临的就是环境冲突。社工需要协助其熟悉医院环境、适应角色转换，并帮助病患舒缓由陌生环境导致的紧张、焦虑、不安等情绪。

2. 协助病患及其家属重建支持网络

协助病患者解决可能遇到的医疗费用支付、因对疾病缺乏认识带来的心理压力等问题。长期慢性病患者，如肿瘤病患者、尿毒症患者等，可能因长期住院治疗切断以往的社会关系网络或被社会疏离而表现出孤独无助、愤怒等情绪，进而导致抑郁症。

3. 协助病患及其家属发掘自身潜力

病患可能因为生病，在新的环境中容易产生趋于负面的自我评价，影响自己能力的发挥。医务社工可协助病患及家属发掘自己的潜力，帮助病患修复自我能力，保障生活质量。

4. 缓解医患矛盾，营造舒适的治疗环境

在当今中国，由于各方面的原因，医疗体制、医学模式、患者维权意识、供求关系等导致的医患矛盾十分突出。医务社工可充当医患沟通的桥梁，缓解医患矛盾，为病患营造更加人性化的医护环境。

四、医院康复科的社会工作——以吴婆婆为例

（一）个案开展状况

1. 个案基本情况

吴婆婆，年龄70岁，因脑中风导致右侧偏瘫住院，家住成都市某安置小区6楼。丧偶，育有两子一女，入院前与孙子住在一起。

2. 个案表现

家庭情况：吴婆婆属于成都市户口，购有社保和医保，住院期间费用可以报销。吴婆婆丧偶多年，目前与孙子住在一起，两个儿子在外经商，女儿居于成都但需要经营自己的家庭。子女照顾压力较大。

情绪状况：吴婆婆由于突然从熟悉的家庭环境转移到陌生且冰冷的医院环境中，独自开始漫长的康复治疗，面对康复效果的不确定性产生恐惧、焦躁不安等消极情绪。

行为表现：初期的治疗过程中，吴婆婆积极主动配合医生的治疗，对自身的康复期望较高，主动对笔者交代家庭成员和人际关系。可是长期的住院治疗，半封闭式的住院生活导致个案排斥医院的治疗和医院环境，甚至出现了拒绝治疗的情况，脸上时常露出哀伤的表情。

人际关系：吴婆婆入院后，与小区的同龄老年群体中断联系，只与家人和护工接触交流。每天中午女儿到医院陪伴吴婆婆，与女儿的关系密切。

经济状况：吴婆婆属于成都市户口且购有社保，子女的经济来源稳定、收入较高，承担治疗费用的压力不大。

支持网络：吴婆婆有家庭成员作为自己的支持系统，入院前吴婆婆与其孙子住在一起，关系较为亲密，子女经常到医院陪伴吴婆婆，给予心理支持。

3. 个案服务期间医务社会工作者所表现的角色和功能

第一阶段：建立专业的服务关系，收集服务对象的个人信息和家庭背景。以"心理—生理—社会"模式，要求医务社工对个案须有整体的了解和看法，对服务对象及其家庭面对的问题逐步开展服务。医务社工在面对因脑中风入院的患者时，运用同理心、鼓励和支持等技巧，消除服务对象和家属对于医务社工的隔阂心理，建立良好的专业关系。在此阶段，医务社会工作者主要是作为评估者和情绪的引导者，主动评估服务对象目前的生理和心理状况，针对服务对象出现的初期问题有计划地介入和引导服务对象接受患病后的身体状态。

由家庭的环境直接进入医院的环境中，面对陌生的人际关系和治疗环境，吴婆婆产生了焦躁、恐惧等消极情绪和新环境下身体的排斥。笔者主动陪伴在吴婆婆身边，介绍该医院康复科的治疗环境、主治医生和同病房病友们的信息，以了解、接纳和同感的支持技巧缓解吴婆婆面对陌生环境产生的不安和焦躁等情绪。

第二阶段：协助服务对象与主治医生进行平等的沟通，了解服务对象的治疗情况和达到的治疗效果，使家属能够参与到服务对象的治疗计划中来，掌握其治疗的进度等。医务社会工作者采取"聆听—接纳—同理"的社工技巧，使服务对象在治疗中的情绪能够得到宣泄，转达服务对象的想法给家属以明确家属能够给服务对象支持。在此阶段，医务社会工作者需要与服务对象共同制定初步的目标。

吴婆婆经历了初入院时的恐惧和不安，在接受了1周的康复治疗后认知失调，不能接受恢复效果缓慢且未达到治疗预期的效果。针对吴婆婆康复效果未达到预期的状况，医务社会工作者主动咨询主治医生了解患者治疗后能达到的最大效果。作为辅助者的角色，医务社会工作者帮助吴婆婆识别患病期间带来的损害以及身体功能的降低，消除不切实际的康复期望。笔者主动询问吴婆婆对目前和刚入院时期的身体变化情况，得到"右手的功能比刚入院时有所改善"的回复，鼓励和强调吴婆婆身体功能在逐渐恢复以此来增强其参加治疗的动机。同时，发挥作为教育者的功能促使吴婆婆了解脑中风后身体功能的变化和治疗结束能达到的康复效果，增强吴婆婆的伤残适应能力，树立克服困难和解决问题的决心。

第三阶段：整合社会资源，制订出院计划。医务社会工作者主动与服务对象家属联系，整合服务对象及其家属的社会资源，针对治疗效果和后期的恢复治疗调整出院计划。

在康复治疗期间，吴婆婆和家属明确表示治疗是有效果的，家属表示会继续在该医院康复治疗，期望吴婆婆右侧躯体的恢复能够更进一步。吴婆婆则拒绝接受治疗，表达了回家休息的想法。针对吴婆婆和家属冲突的意见，医务社会工作者向家属传达吴婆婆的意愿并告知家庭成员有效的沟通对于吴婆婆的健康人格和病情恢复有帮助。此时，医务社会工作者发挥着调节者的作用，间接促进个案与家属之间的沟通。同时，对于家属表达继续住院恢复的要求，医务社会工作者将情况反馈给主治医生寻求专业的医学意见，然后将主治医生同意并要求患者家属办理相关手续等信息传达给家属，发挥作为联系者的功能。

第四阶段：协助患者和家属正视疾病所带来的变化并帮助患者增强伤残适应能力。患者往往不能接受患病后弱能的自我和住院前健康的自我两种身体状态，从健全到不健全的落差和处理这种落差的能力的不足导致患者应对外部环境的能力下降。

针对吴婆婆的情况，医务社会工作者发挥作为辅助者和策划者的功能，帮助吴婆婆识别患病后身体的功能受限以及强调康复治疗的效果，鼓励吴婆婆积极参加康复训练和参加相关的小组活动，提升个案的伤残适应能力。

第五阶段：提升服务对象的自我认知，部分增强其生活的信心，使其正确地看待自己的疾病，制订出院计划，处理好出院后的归属问题。

临近第二个治疗周期的结束，医务社会工作者再次与家属约定面谈。首先，告知吴婆婆已达到出院标准，并向家属梳理服务对象在患病前和患病后的变化，使家属了解和接受吴婆婆的身体状况并能够鼓励和支持吴婆婆在下级医院继续康复治疗。其次，向家属了解个案出院的去向，询问是否接受资源的链接，并给予引导性的建议，使家属对于吴婆婆的生活有明确的安排和目标。最后，通过电话回访的形式得知吴婆婆转入下级医院继续接受治疗，至此，个案结案。

（二）个案服务中缺失的定位和功能

1. 教育者角色的无力

医务社会工作者为患者提供服务时，患者及其家属最想了解和最为关心的问题是与疾病相关的治疗，这就要求医务社工需要具备一般性的疾病常识以及日常护理方面的知识，从而更好地取得患者及其家属的信任，为良好的关系建立提供保障。由于高校社会工作专业少有专门的医务领域方向，学生在专业的学习中缺乏对医学知识的学习，由此导致部分医务社工与患者的交流缺乏医学专业性，为取得患者的信任产生了障碍。

因此，医务社工在接受学校专业社会工作教育的同时，还需要主动学习相关的医学知识，以便医务社工与患者建立良好的专业关系，使其感受到医务社工的专业性。

2. 作为情绪疏导者的不足

医务社工大多把关注点聚焦在因病入院的患者身上，对于患者家属和医护人员的心理关怀很少。即使开展相关服务，也常因医护人员漠视、难以协调时间、患者家属工作繁忙等原因难以继续。

从医务社工忽视患者家属及医务人员的照顾到重视患者家属及医护人员的心理状况，这种转变意味着医务社工服务对象的全面化，开拓了服务的视角。然而单凭医务社工的个人努力难以聚集医护人员、患者家属和护工来参加情绪疏导服务。

五、社会工作者参与到医院的重要性

（一）社工参与是医患关系良好互动的桥梁

随着市场经济的发展和社会保障的逐渐推进，我国居民转变成了"我付出了金钱，医生就必须把我的病治好，否则我就到处闹事破坏你名声"的赖皮心理。为了避免医患矛盾的加剧，医务社工像一剂调节剂将医患关系朝阳光的方向引导。患者就诊住院期间，患者心理和生理产生波动，他们往往需要医生更为细致、耐心和长时间地交流病情，但医院存在医生数量和患者比例严重不平衡的现状，医生大多需要将精力花费在危重病人身上，与患者之间的交流较少，导致医患双方在沟通中信息不对等和不良情绪的产生。

医务社工作为"第三方"的身份，通过日常工作中的个案、小组和活动来增进患者对医院的适应能力和对自我躯体功能恢复程度的了解，同时为患者和家属提供治疗知识、康复周期咨询等服务，甚至将出院转归的问题都纳入计划之中，病患感受到医务社工的真诚和关爱，主动将康复治疗过程中产生的问题反馈给医务社工。医务社工将患者的信息和资料收集反馈给主治医生，为医生全方位治疗患者提供了帮助，在医患之间架起一座平稳的桥梁。

（二）社工参与是病患恢复健康的重要环节

随着"生理—心理—社会"医学模式的建立，医学的关注点不再是患者病情的恢复，患者全面的康复才是现代医学的目标。以治疗患者身体为目的的医护人员忽视了患者心理和生理的问题，依据单一的医学模式恢复患者躯体的功能，缺少心理的辅导和社会再融入的引导。医务社工的工作为医护人员提供了新的视角，从单纯看待"病人"的身体康复转为促进完整的"社会人"的恢复。

医务社工的参与是病人"全人"康复过程中的重要组成部分，患者身体的康复依靠医生、治疗师和护士专业的医学经验，医务社工的功能则是促进患者心理和社会方面的恢复，借助支持、直接影响和"探索—描述—宣泄"的非反映性直接治疗技巧直接回应患者的需求并提供服务。

运用陪伴和鼓励等多种服务技巧帮助患者更好地管理情绪，自我认清和接受功能残缺的身体，体现出医务社工的专业性和职业素养。医护、治疗师和医务社工相互配合互相补充共同使患者恢复到理想的身心状态。

（三）在患者康复中的不可或缺性

首先，患者在入院康复期间产生焦虑、恐慌、悲观等消极情绪时，医生往往由于时间有限难以将精力花费在疏导患者心理上。此时，医生可以主动联系医务社工介入并将患者的情况告知，医务社工评估患者的生理和心理状况，迅速搜集患者的经济、家庭关系、支持网络等相关资料，并以访谈的方式发现患者出现心理变化的原因，以此为切入点开展后续的服务。

其次，患者住院期间的焦虑来源于经济上的压力从而导致患者中断治疗，伤残适应的能力差，难以接受目前自己的身体状态导致治疗效果不明显。医务社工针对出现上述问题的患者，充当资源连接者和策划者的角色，为经济压力大继而难以支撑高额医疗费的患者通过政策讲解和社会资源的发掘，联结社区支援网络，协助经济上比较困难的病患者申请公益金以及向符合政策条件的患者提供资金上的支持。

最后，组织动员具有同类需求的患者加入小组活动、病友活动和情绪疏导等服务。以上这些服务与医生治疗产生的效果相辅相成，可加快病人的恢复速度，促进患者的身心健康。

六、总结

通过本次课题的研究，探究发现了医务社会工作者多重的角色，为了更好地服务医院患者，须找准医务社工的定位和明确发挥何种功能。首先，政府的政策支持和大力推广是必不可少的；其次，医院体系内需要有力的领导支持为医务社工的工作开展提供良好的环境；最后，医务社会工作者立足于职责使命妥善处理行政化与专业化之间的关系，找准自身的定位并以高标准来进行介入服务，期许未来中国的医务社工在服务中明确定位，不再迷茫，更加全面地发挥医务社工具备的功能。

医务社会工作的伦理困境与应对策略

——以白血病服务对象为例

罗雨瑶　陈会全

医务社会工作在社会工作专业伦理守则的基础上结合医疗环境形成了自己特有的伦理标准和价值观，但社会现象是多变的，在实践过程中，由于人们的社会阅历、生活环境、文化背景、宗教信仰等不同，医务社会工作者很难根据既定的伦理标准和专业价值观作出符合各方利益的伦理决定，因此，医务社会工作者常常陷入伦理困境，这不利于医务社会工作者为服务对象提供专业化的服务。所以对医务社会工作实践中的伦理困境加以研究，有助于医务社会工作走向专业化道路。

一、研究背景

医务社会工作正逐渐成为医疗体系中不可缺少的一部分，而医务社会工作专业本身也是一种道德实践，难以避免在实践过程中会涉及很多的伦理困境，所以加强对医务社会工作伦理困境的研究是使医务社会工作走向专业化的必经之路。随着医务社会工作在中国的蓬勃发展，有关医务社会工作伦理困境的研究渐渐开始被学者重视。医务社会工作专业伦理是指一整套指导医务社会工作者在服务过程中正确履行其对服务对象的责任和义务的行为准则，并且要在服务过程中预防可能会出现的道德风险。医务社会工作必须以专业伦理作为其实践的指导依据。作为医务社会工作者，其对服务对象负有不可推卸的伦理责任，在服务过程中必须以服务对象的利益为出发点，并且要注重遵守对服务对象的承诺、尊重服务对象的自决权、保障服务对象知情同意权、具有文化敏感性、避免角色冲突以及对服务对象的保密原则等方面。尹保华和罗肖泉对社会工作服务过程中产生的伦理问题进行了归纳总结，主要包括伦理选择、伦理困境与价值冲突这三方面。同时罗肖泉经过深入研究后认为价值冲突是伦理困境产生的最根本原因。易伽亦也从基本理论、伦理学史、伦理道德教育、伦理建设、价值观这五个方面对目前国内有关社会工作伦理方面问题的研究做了综合阐述。

尽管国内对社会工作伦理困境的研究已经慢慢开始全面化，但大部分的研究还是比较理想化的，并未结合我国的国情和文化背景来研究，比较缺乏实用性。

笔者在某三甲医院跟进一名白血病患儿的服务时，就因为一些服务对象的需求和所处的环境造成的伦理困境，使笔者无法更好地为服务对象服务，帮助服务对象解决问题，导致服务对象不能获得更多的福祉，也未实现服务目标。因此，笔者以此服务为例，分析医务社会工作中的伦理困境，提出解决措施，以期为医务社会工作者提供经验借鉴。

二、医务社会工作实务中个案伦理困境的分析

（一）服务对象简介

拉祖（化名）是一个 12 岁的小男孩，患有白血病，他在某三甲医院已经接受了两年治疗。某日中午由于拉祖不喜欢父亲打的饭而没有吃饭，父亲就对拉祖说让他去死，不要拖累他们一家人了。这时拉祖就已经产生了抗拒治疗的情绪，并且和父亲的矛盾已经越来越深。跟进此个案的过程中，医务社会工作者了解到其父亲在医院根本不能照顾拉祖，每日打的饭拉祖也不喜欢吃，治疗时的一切事务都需要拉祖自己去完成，其父亲一般不会帮他。虽然拉祖一直想母亲能来医院照顾他，但是因为家中还有三个弟弟和妹妹需要照顾，所以只有他的父亲能在医院照顾他。拉祖和其父亲的矛盾越来越深后，医务社会工作者在向拉祖了解情况后，他表示不想和父亲待在一起了，也想放弃治疗回家和母亲待在一起。同时，医务社会工作者也向拉祖父亲了解情况，但因拉祖父亲不会说汉语，医务社会工作者

和其无法正常沟通交流，只能找来翻译帮助双方交流。在这个过程中，医务社会工作者了解到拉祖父亲因为拉祖患病而不能出去工作，每日只能待在医院，他又不懂汉语，无法和医护人员以及病友交流，自己每日待在病房也很无聊。虽然服务对象的治疗费用是由基金会资助的，但是家里已经失去了经济来源，他每日也很烦恼，心理压力很大。

　　医务社会工作者在了解了与拉祖有关的具体情况后，首先找到了资助拉祖治疗费用的基金会，希望能够帮助拉祖解决日常吃饭的问题。基金会工作人员给医务社会工作者的反馈是吃饭的钱他们可以给，但是如果拉祖因为在外面吃饭身体出了状况，必须由我方机构负责，这时医务社会工作者陷入了伦理困境无法作出抉择。然后，医务社会工作者和拉祖进行了沟通和心理辅导，希望他能继续配合治疗，但拉祖始终坚持要出院和母亲在一起。在多次和拉祖沟通无效后，医务社会工作者选择和医院方沟通，希望能够让拉祖由志愿者陪同回家和母亲团聚两天再回院治疗，但是院方向医务社会工作者反馈拉祖的身体状况非常不好，不能出院，必须配合治疗，而此时拉祖已经没有了继续治疗的欲望，如果这时把他目前的身体状况告诉他，可能会加剧病情的恶化，以上种种情况，让医务社会工作者陷入伦理困境之中。

（二）个案中所涉及的伦理困境分析

1. 由角色冲突引发的伦理困境

　　作为医务社会工作者，一方面，他是服务对象的服务提供者，这要求他要为服务对象谋福祉，要维护服务对象的利益；而另一方面，医务社会工作者也是机构的员工，维护机构的利益也是身为员工必须尽的义务。在此案例中，医务社会工作者本来应该以解决服务对象的问题，以服务对象的需求为服务出发点，帮助服务对象找到符合胃口且对身体有益的饭菜，但如果满足服务对象的要求就可能会损害机构的利益，让机构面临不可承担的风险。

2. 由语言差异引发的伦理困境

　　作为医务社会工作者，在为服务对象服务的过程中必须保护服务对象的隐私不被泄露。但在此案例中，由于服务对象父亲不会说汉语，无法和医务社会工作者正常沟通交流，所以医务社会工作者请翻译来帮助双方交流。一方面，翻译在工作过程中会了解到服务对象的个人隐私，这时服务对象的隐私可能会面临一定程度的泄露；另一方面，医务社会工作者不能保证翻译能完全把双方所要表达的意思都传达到位，他可能会因理解上的偏差而曲解医务社会工作者和服务对象父亲所要表达的意思；同时，因为医务社工和服务对象间存在一定的文化差异，让医务社会工作者和服务对象父亲之间产生误会。

3. 由服务对象自决引发的伦理困境

作为医务社会工作者，"服务对象自决"原则是其必须遵守的工作原则。服务对象自决原则要求医务社会工作者对服务对象的个人决定不作任何带有个人价值观的干扰与否定，这就要求医务社会工作者要始终保持一个中立的价值观，不能让自己的个人价值观影响到服务对象的价值观，从而干扰服务对象的决定。但在此案例中，服务对象作出了放弃治疗的决定，如果医务社会工作者尊重服务对象的选择，则服务对象的生命安全将会受到极大的威胁。

4. 由知情同意权引发的伦理困境

知情同意权是要保障服务对象对有关自身的所有事物的知情权和同意权。作为医务社会工作者，保障服务对象的知情同意权是让服务对象了解自己的病情以及治疗过程可能会产生的风险的有效途径，同时也能让服务对象根据这些风险和治疗成功的可能性来作出自己的决定。最重要的是，尊重服务对象的知情同意权是医务社会工作者必须遵守的工作原则。但在此案例中，服务对象已经产生了放弃治疗的情绪，并且已经抗拒治疗，如果这时让服务对象知道自己的病情后，他只会因为不想继续拖累家庭变得更加抗拒治疗，但如果不告诉服务对象他的真实病情，就损害了服务对象的知情同意权。

5. 由医务社会工作的价值观和医学专业价值观的冲突引发的伦理困境

身为医务社会工作者，不仅需要遵守自身的专业价值观，同时因受强势的医学价值观的影响，也须遵守医学的专业价值观。一方面，对于医学的专业价值观而言，他们注重的是能通过治疗使患者的机体康复；而另一方面，对于医务社会工作的专业价值观而言，他们重视的是帮助患者解决影响其机体康复的因素。在此案例中，医务社会工作者想帮助服务对象解决他的思母情绪，缓解目前他对周围事物的抗拒情绪，帮助他继续配合治疗，但从医生的角度来看，服务对象此时病情严重，就不能因为任何原因出院，必须得配合治疗。

6. 由保密原则引发的伦理困境

医务社会工作中的保密原则是指医务社会工作者有义务为服务对象在服务过程中透露的个人信息保密，并且保证服务对象的隐私不被曝光。但在此案例中，医务社会工作者由于和服务对象父亲有语言差异，导致无法正常沟通交流，所以不得已让第三方介入其中，这可能会产生隐私泄密的隐患。并且，医务社会工作者在向医生为服务对象争取回家看母亲的机会时，如果医务社会工作者不向医生讲明原因的话，可能医生就根本不会同意服务对象出院看望母亲，这也一定程度上是对服务对象隐私的泄密。

三、医务社会工作实务中个案伦理困境的应对策略

（一）认识个案中的伦理问题

医务社会工作者处理服务对象伦理困境的第一步是需要认识到服务对象存在哪些伦理问题，以及需要帮助服务对象解决什么问题，这也是医务社会工作者的服务目标。

经过医务社会工作者对服务对象的持续跟进，了解到此案例中医务社会工作者需要为服务对象解决的问题主要有以下几点：第一是要帮助服务对象解决吃饭问题；第二是要帮助服务对象见到他的母亲，缓解他的思母之情，使服务对象主动配合治疗；第三是要调和服务对象和其父亲的关系，缓解双方的抵触情绪；第四是要在医院周围帮助服务对象父亲找一个工作，缓解服务对象家庭的经济压力，同时也是缓解服务对象父亲因每日

待在医院而产生的压抑情绪。

（二）识别任何个人或组织影响医务社会工作者伦理决定的境况

医务社会工作者处理伦理困境的第二步是要认识到影响自身作伦理决定的人或组织目前的处境和想法，这样才能作出既平衡各方利益，又能最大限度地保障服务对象利益的伦理决定。

在此案例中，影响医务社会工作者作伦理决定的主要是服务对象父亲、基金会、机构以及医院。从服务对象父亲来看，长期的陪伴和照顾及经济压力的影响，让其积压了大量的负面情绪和压力，在与服务对象吵架的过程中把自己的压抑情绪全发泄在了服务对象身上，他目前还未意识到他给服务对象造成的伤害。从基金会来看，放在第一位的是机构可能存在的风险，如果存在一定的风险，一定会想办法规避，所以基金会的工作人员非常关心服务对象的身体状况和心理状况，但为了规避风险，他们其实是不赞成服务对象在外面就餐的。从社工机构来看，一定会以机构的发展为决策依据，机构虽然很支持医务社会工作者的工作，尽量配合医务社会工作者所作的伦理决定，但机构方也是不同意服务对象出去就餐的，更不同意医务社会工作者对服务对象在外就餐的饮食安全对基金会作出承诺。从医院来看，医院根据服务对象目前的身体状况，认为服务对象目前身体情况很不好，不适宜出院回家探亲，所以医院方是不允许服务对象回去看望母亲的。

（三）正确认识伦理行动的各个过程

医务社会工作者处理伦理困境的第三步是要正确认识到自身在进行伦理行动时可能存在的利益和风险，要尽量避免自身作出的伦理决定会造成更多的伦理困境。

第一，医务社会工作者在为服务对象解决吃饭问题的伦理行动中，可能会损害基金会和机构的利益，更重要的是，服务对象的生命安全可能会受到威胁。第二，医务社会工作者在帮助服务对象见他母亲的伦理行动中，可能会违背医学的专业价值观，并且服务对象的生命安全无法得到保障。第三，医务社会工作者在调和服务对象和其父亲的关系时的伦理行动中，医务社会工作者为了能和服务对象父亲更好地沟通交流，会寻找彝语翻译来促进双方沟通，而这个过程可能会导致服务对象的个人隐私被泄露。第四，医务社会工作者在帮助服务对象父亲找工作时，可能会让服务对象面临无人照顾的风险。

（四）了解支持或反对作出有关伦理决定的理由

医务社会工作者处理伦理困境的第四步是需要深入了解自身计划作出的伦理决定，个人、组织或者是团体会提出支持或者反对的原因，这样才能正确认识到与伦理决定有关的个人、组织或是团体的真正想法，从而作出最正确的伦理决定。

首先，基金会不同意服务对象出去吃饭。这是考虑到医院外面的饮食卫生，很怕因为服务对象在外面吃饭而引起感染，让两年的治疗成果付诸东流，所以让医务社会工作者对服务对象的饮食安全作承诺，这不仅是保证基金会的利益，也是在保护服务对象的生命安全不受伤害。然后是机构不同意服务对象出去吃饭。作为机构方来说，支持医务社会工作者为服务对象服务本该是应尽的义务，但在此案例中，机构方如支持医务社会工作者的工作就会让自己面临很大的风险，甚至可能会出现自己不可承担的后果，所以机构不同意让服务对象出去吃饭，并且不允许医务社会工作者对基金会作出承诺。最后是医院，医院作为医疗机构，关注的是服务对象的机体是否康复，在此案例中，服务对象想要出院回家看母亲，而服务对象的主治医生对其身体状况评估后，认为服务对象不能出院，所以医院方根据医学的专业价值观作出了不同意服务对象出院的决定。

（五）向同事和专家进行咨询

医务社会工作者解决伦理困境的第五步是需要把自己不能解决的问题，或是拟定提出的伦理决定向同事和专家进行咨询。因为医务社会工作者可能由于自身专业能力的不足和实践经验有限，不可能每次遇到的伦理困境都是自己经历过的，或是通过已有的专业能力所能够解决的，所以多向同事和专家咨询也是一个自我提升的方法，并且能够最大限度地确保伦理决定的正确性。

在此案例中，医务社会工作者对如何安抚服务对象抗拒治疗的情绪已经有点无能为力了，无法帮助服务对象抚平内心的抗拒心理，此时医务社会工作者可求助心理医生，让心理医生为服务对象做心理疏导，帮助他对周围事物产生好感，减轻他的抗拒情绪。同时，对于如何解决服务对象的就餐问题，医务社会工作者也在三方的压力下无所适从了，这时医务社会工作者可向周围有相关经验的同事咨询解决办法，这种做法可以促进服务对象问题的解决。

（六）作出伦理决定并记录决定过程

医务社会工作者解决伦理困境的第六步是作出伦理决定，但作出伦理决定之前，也须记录下伦理决定的过程，这样才能让医务社会工作者对自身作的伦理决定有一个清晰的认识。

1. 伦理决定的过程

医务社会工作者在作伦理决定时，不仅要评估当前情况下的伦理困境对服务对象产生的影响，以及可能会导致的结果，还须根据伦理原则的优先次序来处理好责任与义务的关系，作出最佳的伦理决定。唐纳·哈林顿、弗兰克·M. 洛温伯格和拉尔夫·多格夫提出了以下伦理原则的优先次序。

（1）保护生命原则。保护生命原则是指服务对象的生命至上，这是最基本也是最重要的原则，高于其他所有伦理原则。服务对象的生命安全对于服务对象和医务社会工作者来说是最重要的，比其他一切原则都重要。在此案例中，服务对象想要放弃治疗，如果医务社会工作者尊重服务对象的决定，服务对象的生命安全就会受到威胁，出于保护生命的原则，医务社会工作者可以暂时限制服务对象的自决权，并帮助和引导服务对象配合治疗。

（2）尊重与自主原则。尊重与自主原则是指作为医务社会工作者，必须尊重服务对象所作的选择和决定，要通过尊重服务对象来调动服务对象的能动性，促进他们参与到改变自己的过程中来，鼓励他们发表自己的意见。作为医务社会工作者也要倾听并尊重他们的意见，帮助服务对象最大可能地发挥自己的社会功能。在此案例中，医务社会工作者要尊重服务对象想要见母亲的想法，医务社会工作者可以与服务对象父亲商量让他回家两天，让服务对象母亲来医院看望服务对象两天，同时与家中亲戚商量，帮忙一起照顾家中孩子两天，并通过慈善募捐的方式，解决双方此行的路费。

（3）最小伤害原则。最小伤害原则是指医务社会工作者在服务过程中，要保证自己的价值判断和行为不会对服务对象造成伤害。作为医务社会工作者，要尽最大可能阻止或预防所有会对服务对象造成伤害或可能造成伤害的行为。在此案例中，服务对象父亲的行为和言语已经对服务对象造成了伤害，医务社会工作者要做的就是立即阻止服务对象父亲对服务对象的继续伤害，调解双方的矛盾，运用同理心让服务对象父亲理解服务对象，同时也须引导服务对象对父亲产生好感，让双方的误解不要继续加深。

（4）生命质量原则。生命质量原则是指医务社会工作者要不断提高服务对象的生活质量，要在服务过程中尽量满足服务对象的需求，不断增加服务对象的福祉。医务社会工作者为服务对象服务的目的是帮助服务对象解决问题，让他们获得对他们有利的东西，同时也要尽量改变服务对象的心理以及身体状况。在此案例中，服务对象对父亲打的饭菜不满意，机构也不敢冒着让服务对象出去吃的风险来满足服务对象的需求，而作为医务社会工作者有责任要尽量满足服务对象的需求，帮助服务对象改变自己的心理以及身体状况。所以医务社会工作者可采用列出食堂的菜单，通过向医院食堂点单，由专门人员送到病房中的形式。这样既可满足服务对象的需求，帮助服务对象解决问题，提高服务对象的生活质量，也能保证机构的利益不受到损害。

（5）隐私与保密原则。医务社会工作者在与服务对象签订服务协议后，就不仅要保证自己不泄露服务对象的隐私，同时也要保证在服务过程中，服务对象的隐私不会通过其他途径泄露出去，以此来保证医务社会工作者和服务对象之间的信任，以及在服务过程中不会因为医务社会工作者的失误对服务对象的日常生活产生影响，确保服务对象的利益不受侵犯。在此案例中，医务社会工作者必须保证在服务过程中服务对象的隐私不被泄露，因此在为服务对象父亲寻找翻译之前，尽量寻找彝族的社会工作者或是医务社会工作者信任的人，以此从道德层面来保住服务对象的隐私不被泄露。

2. 作出伦理决定

在此案例中，根据道德优先次序，医务社会工作者首先要帮助和引导服务对象配合治疗，通过情绪抚慰，缓解服务对象抗拒治疗的情绪，并通过宣泄、倾听、接纳、同理等专业技巧，充分认识服务对象目前所处的困境，向服务对象表示理解和体谅，并为其提供一个宣泄情绪的平台，提升服务对象自身的情绪管理能力，从而转变服务对象目前的非理性决定；更重要的是要鼓励服务对象和同病房儿童建立良好的关系，增强其在医院的归属感；同时须调解服务对象和其父亲的矛盾，运用同理心，使服务对象和其父亲互相体谅彼此的难处，增强对对方的好感，并尽量寻找同事或医务社会工作者信任的人。其次，要帮助服务对象解决就餐问题，通过由服务对象向食堂点餐，食堂工作人员每日配送至病房的方式，保证服务对象能够吃上干净卫生并且自己喜欢吃的菜。最后，医务社会工作者须帮助服务对象见到自己的母亲，通过让服务对象父亲回家乡，并协调服务对象家庭周围的亲戚和志愿者帮忙的方式协助服务对象父亲照顾家中的孩子，以此让母亲能有时间来看望服务对象，此行的路费由医务社会工作者通过慈善募捐筹集。以上种种，则是医务社会工作者根据现实的环境和一定的伦理和道德上的规范而作出的伦理决定。

四、医务社会工作解决伦理困境的建议

医务社会工作的服务过程其实是一种道德实践，它难以避免地会因服务对象的人际关系、文化背景、生活环境等的特殊性遇到伦理困境。在服务过程中如何正确地解决所遇到的伦理困境，是医务社会工作者在服务过

程中面临的一个重大难题。作为一名医务社会工作者：首先，要根据服务对象所处的环境对服务对象的伦理问题进行分析，并作出价值上的抉择。其次，在行动上须遵循处理伦理困境的一般步骤，以此保证医务社会工作者对服务对象的需求和问题有清晰的认识，并能够根据这些需求和问题对目前的伦理困境作出适宜的判断，从而作出最妥善的伦理决定。最后，针对医务社会工作的伦理困境这一问题而言，医务社会工作者应该保持一个客观公正的态度，在尽力保障服务对象利益的基础上，遵守医务社会工作者的专业操守。

结语

医务社会工作虽根据社会工作的专业价值观和伦理守则形成了本领域特有的伦理标准和专业价值观，但作为医务社会工作者，在实际的服务过程中不能完全遵照这些固有不变的伦理守则，应该根据服务对象的文化背景、宗教信仰、生活状况、身体情况等来个性化为服务对象服务。医务社会工作者在遇到伦理困境时，可以依据处理伦理困境的一般步骤以及处理伦理困境的原则并结合实际情况来解决。

参考文献

［1］陆红，周芬，徐丽华，等．白血病患儿全程照护模式的探索与实践［J］．中国护理管理，2016，12（16）．

［2］王思斌．社会工作导论［M］．北京：高等教育出版社，2013．

［3］许莉娅．个案工作［M］．北京：高等教育出版社，2013．

［4］全国社会工作者职业水平考试教材编写组．社会工作综合能力［M］．北京：中国社会出版社，2015．

［5］陈利坚，屠春雨，沈林燕，等．地市级医院医务社会工作实践与体会［J］．中国医院，2016，20（8）．

［6］谢君辉，毛立军，王德，等．关注医务社工在现在医院管理中的作用［J］．现代医院，2015，07（15）．

［7］芦恒，黄晓婷．家庭抗逆力视角下癌症患者家庭的医务社会工作介入研究［J］．医学与社会，2016，2（024）．

［8］崔娟，王云岭．论医务社会工作本土化过程中的伦理困境及对策：以"案主自决"原则与中国本土价值观冲突为例［J］．中国医学伦理学，2014，5（31）．

［9］孙建立．论医务社会工作中的价值观冲突和伦理困境［J］．医学与社会学．2008，09（09）．

［10］张红宇，赵国光，吴英锋．三甲医院医务社会工作的实践与思考［J］．中国医院，2016，12（23）．

［11］宫克，张雪峰，张侃，等．上海市某三级甲等医院医务社工应急介入服务实践与探索［J］．中国医院，2016，8（5）．

［12］王乙舒，陈华英等．医－护－社工一体化模式在肿瘤患者人文关怀中的实践［J］．护理学杂志．2017，14（24）．

［13］张春光．医务社会工作的伦理困境及应对策略［J］．社会观察，2017，02（134－135）．

［14］潘思雨．医务社会工作发展的困境与对策研究［J］．知与行，2015，2（21）．

［15］刘春娇，张槊，邓玉霞，等．医务社会工作伦理本土化研究［J］．中国医学伦理学，2015，08（4）．

［16］计芳，代文瑞，柴双．医务社会工作伦理困境［J］．解放军医院管理，2018，01（87－89）．

［17］吴君，李建国．医院引入医务社会工作者存在的问题及对策分析［J］．中国医学伦理学，2016，4（3）．

［18］阎玮婷，陆培兰，方秉华．综合医院医务社工的探索与实践［J］．中国卫生资源，2015，15（170）．

［19］刘继同．医务社会工作导论［M］．北京：高等教育出版社，2008．

医务社会工作介入双向转诊工作的机制分析
——以成都某三甲医院康复科为例

陈美玲　陈会全

在分级诊疗的背景下，医务社会工作者在双向转诊中可应用自身专业知识，协助推进双向转诊的实施。本文认为，社会工作者在医院双向转诊的实践中发挥资源链接、多方协调的作用，充当教育者、使能者角色。当前医务社会工作在分级诊疗中还面临缺乏转介渠道、病人对双向转诊不认可、缺乏专业社工人才等困境。本文提出了医务社工介入双向转诊工作的对策建议，有助于医务社会工作在介入双向转诊服务中的机制更加明晰。

一、问题的提出及研究意义

我国居民在就医习惯上更愿意选择去公立医院、大医院，导致大医院就诊比重高，基层医院就诊比重少，因此国家大力推进分级诊疗，以更好做到惠利于民。2017年，全国卫生与健康大会上，明确指出要大力推进分级诊疗制度，到2020年初步建立具有中国特色的分级诊疗体系。分级诊疗的顺利开展，关键在于双向转诊的顺利施行，即"小病进社区，大病进医院"，充分施展大中型医院在人才、技术、设施等方面的优势，同时充分运用各个社区卫生服务中心的服务功能和网点资源，促使基本医疗逐渐下沉社区，社区群众危重病、疑难病的救治到大中型医院。

双向转诊是分级诊疗的重要外延，通过完善双向转诊程序，逐步实现不同级别和类别医疗机构之间的有序转诊。在双向转诊中，社会工作者能够在医疗范畴应用专业的工作技巧，在双向转诊过程中承担相应的角色和责任，利用社会工作本身"助人自助"的基本原则，为医院中需要帮助的个人和家庭寻求解决问题的方法，推进分级诊疗体系的建立。在欧美国家，很多医院设有社会工作部，并成为诊疗过程中的重要组成部分。在我国港台地区，很多医院也配备了专业的医务社会工作者，且法律规定要以床位的相应比例来配备医务社工，负责医疗辅助和医患纠纷的处理事宜，得到了医疗团队的认可。我国台湾省的分级诊疗大致分为五步：1.到离家较近的基层医院就诊；2.如须进一步治疗，由医生开具转诊单到任何一家指定医院；3.有效期内到转诊医院提交转诊单并等待治疗；4.转诊医院在接收患者后将进一步治疗方案告知原医院；5.无须在转诊医院治疗的患者将转回原医院。台湾的医疗保障体系实现居民全覆盖，并通过政策杠杆来约束医疗机构的行为。

相对于西方国家和我国港台地区而言，我国内地医务社会工作发展较晚。成都和其他大部分地区的医务社工发展仍处于萌芽、探索阶段，极少的医院设立社会工作部或购买第三方社会组织服务来开展双向转诊服务。如山东省 S 医院在医务社会工作介入分级诊疗的探索中，社工主要以医院满意度调查、对出院患者随访、争取医疗资源的救助渠道、制定志愿者管理制度等方式介入分级诊疗。医务社会工作在双向转诊中可以有许多作为，但目前我国医务社工介入分级诊疗的机制还不健全，没有统一的介入方式和标准。

成都市某三甲医院在双向转诊方面作了有益尝试。该院在双向转诊中为患者提供"一站式，多学科"的服务，制订康复计划，给予康复指导，形成以社会工作者为主导，其他医护人员协助的方式，为患者提供下转建议。

笔者作为社会工作专业实习生有幸参与到该院双向转诊的实践中，协助该院的医务社工开展双向转诊。在这个过程中，笔者对双向转诊过程中遇到的问题和应对方法产生了兴趣，希望通过本文能梳理该院双向转诊经验，为双向转诊的开展提供一些有益借鉴。

二、双向转诊工作的实践

（一）成都某三甲医院康复科双向转诊的实践

该院康复医学科（以下简称为"康复科"）按照世界卫生组织 ICF（国际功能、残疾与健康分类）理念建立"一站式多元化跨专业康复服务模式"，建立了由医生、护士、物理治疗师、作业治疗师、言语治疗师、假肢矫形师、传统康复治疗师、心理治疗师、社会工作者组成的专业团队，以患者为中心提供高质量的康复服务。

目前康复科的医务社会工作者在为患者开展双向转诊服务（图 1）之外，也提供情绪疏导、心理支持、诊疗协助等服务。双向转诊服务由医院牵头，各个医护人员协助，为患者提供恰当、合适的诊疗服务。社工负责对患者进行社会康复评估、满意度调查、个案面谈、健康宣教等服务，做好双向转诊的各项思想准备工作，让患者更全面地理解双向转诊。

（二）医务社工介入双向转诊工作的机制

康复科双向转诊服务机制的开展原则是"以病人为中心"，一切服务均以病人为主开展。

服务的开展主要部分有：

社会康复评估。通过社会康复评估表为脑出血、脑卒中、骨折、烧伤患者以及涉及工伤、车祸伤的患者进行评估，根据评估结果来判断患者的家庭支持状况、家庭经济状况、伤残适应情况、是否有转介需求，社工依据评估结论为患者制订个案跟进计划。

个案工作。将出院难、家庭经济困难的患者列为主要个案跟进对象，了解其转诊需求，主要包括医疗条件、医疗环境、医疗费用的需求，跟进方法主要是为患者提供个案面谈、情绪疏导、心理支持、健康宣教等服务。

满意度调查。围绕医护人员服务态度、康复效果、所接受的各项服务的满意度情况、后期康复打算等内容向患者开展满意度调查，并将结果反馈给科室，以改进其中不足之处。在满意度调查过程中若发现有长期康复需求和有意向转介到其他医院的患者由社工进行跟进。

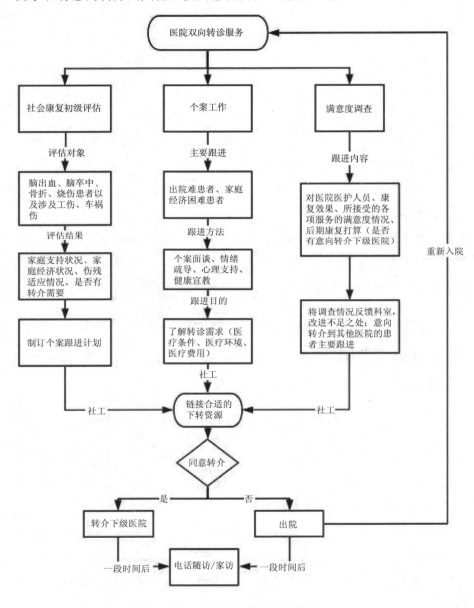

图1 医院双向转诊服务机制

服务开展的各个部分是环环相扣的，当遇到有意愿转介到下级医院的患者时，社工会为患者链接合适的下转资源。这时会有两种情况：第一种是患者同意转介到下级医院之后，由医生开具双向转诊单，患者转介到下级医院，一段时间后社工对转介的患者进行电话随访或家访，来了解患者在下级医院的康复状况。第二种是患者认为社工提供的资源并不适合自己，因此选择出院，在出院一段时间之后社工也会以电话或者家访的形式去了解患者目前的康复状况，并提醒患者定期来门诊复查。

在为患者提供双向转诊服务过程中，社工也常会遇到各种无能为力的情境：一是有些患者希望得到更好的康复，但其家庭的经济条件却难承压力，无法负担高额的康复费用；二是患者及其家庭缺乏对疾病的正确认识，认为无须继续康复而返家，但在家中无法进行有效康复；三是康复本身漫长且可能难以恢复到患病前状态，患者会责怪自己或是埋怨医院；四是患者对社工的专业性不信任，并不采纳社工提出的双向转诊建议；五是患者在转介到下级医院之后，认为下级医院医疗水平没有自己预想的好，短暂地在下级医院住几天而后重返该医院，以此反复。

三、社会工作在双向转诊机制中的角色及功能

面对在双向转诊过程中遇到的困难，社工可以扮演不同的角色、发挥不同的功能去改进双向转诊的实践。

（一）社会工作在双向转诊机制中的角色

1. 教育者

与院内医务人员一起，开展医患健康交流会，由社工进行组织、宣传和邀请患者参加，为院内患者提供政策咨询和倡导，以及相关健康知识的普及，提高患者及其家属应对疾病的处理能力，以及提高患者及其家属对相关政策的认知程度，将医院发展的需求、患者的需求、社会的需求进行有机结合。同时在政策的宣教中，要将分级诊疗制度纳为宣教的一个重要组成部分，更好地促进患者及其他医务人员对分级诊疗制度的认识。

在该医院，每周定期开展患者交流会，主讲老师包括康复医师、康复治疗师、心理治疗师、社会工作者等，其中宣教内容包括疾病防治、康复锻炼、心理减压、政策宣传等方面，旨在为患者提供"全人、全程、全家、全社区、全员"的"五全"服务。

2. 使能者

社工作为使能者，要使用自身的专业技巧和知识，调动患者的能力和资源，发挥患者的潜在能力，以促使患者发生有效改变。面对家庭中成员突发疾病，对于家庭中的其他成员来说，无疑是一次沉重的打击。在家庭成员处理危机的过程中，会因为打击太大、没有过去的经验来支撑此次危机的应对。在医院里，服务对象不只是患者，患者的家庭也是需要我们去服务的，而且有些情况是，我们所面临的服务对象并非患者，而是其家庭成员。

何阿姨在过去的十多年一直居于深圳，因为丈夫患病，才从深圳回到成都。何阿姨在深圳多年，已经站稳脚跟了。我问起她在那边生活得怎么样、做些什么工作，她开心地诉说着，并表示如果不是因为丈夫患病，她是极不愿意回来的。原因是基于某种落差感，因为这边的环境、朋友都已不是自己熟悉的。后来在场的其他组员跟何阿姨说："既然回来了，那好好开始就行了。刚刚听你说了很多，也感觉你是个很独立、坚强的人。""重新开始不难的，你做菜好吃，到哪儿都可以找到一份好工作的。""你在那边这么多年，经验也很丰富了，自己开一家店也可以的噻。"组员们帮着何阿姨出谋划策，也期待着可以有幸尝尝何阿姨的手艺。小组的最后，何阿姨说她现在感觉好多了，表示现在主要把精力放在丈夫的康复中，等丈夫好得差不多了就出去另外找工作。

在何阿姨的案例中，社工用小组的工作方法，由社工、组内的其他成员去协助何阿姨分析问题，调动何阿姨自身的能力和资源，施展潜在能力，以应对危机。之后的几次跟进中，我多次跟何阿姨说明了叔叔目前的状况。她在跟儿女商量之后，转介到了一家离他们家较近的二甲医院。

（二）社会工作在双向转诊机制中的功能

1. 资源链接

资源链接是医务社会工作者的一项重要能力，同时也是在医院开展工作的基础。做好资源的链接与整合，可以更好地做到以病人为中心，为患者提供实质性的帮助。

（1）为需要下转的患者链接下转医院资源。在该院康复科，不少病人在听到主治医生说自己要出院时，往往会比较焦虑或无所适从，他觉得："自己还没有完全康复好，为什么就要出院了？出院之后我的康复该怎么办？"这个时候，需要社工去找到患者，了解其之后的打算，如：是想回家自己康复还是在医疗机构内康复？希望在什么类型的康复机构进行康复？家庭经济情况如何？家庭支持状况如何？经过对患者的情况进行基本评估之后，社工可以为患者提供合理的下转医院建议，当然这些建议的提出必须是基于对患者及其家庭基本情况的评估。在为患者提出建议之后，通过与患者或其家属的面对面交流，了解其最终的选择，并向患者或其家属提供下级医疗机构的基本资料和联系方式，由患者或其家属与医疗机构进行联系。

（2）为需要上转的患者链接上级医院资源。对于在下级医院治疗的患者，如须转介上级医院，社工可协助联系上级医院，为患者预约床位，并协助患者办理出院相关手续。

目前该三甲医院与成都某康复专科医院签订"共建病区"协议，三甲医院和专科医院相互协作，把三甲医院的医生派到专科康复医院来，协助管理患者，让患者更放心，减少对下级医院治疗效果的顾虑。在顾连锦宸康复医院，社工在为患者链接上级医院资源时，通常先向主治医生了解患者病情，然后找到患者或其家属了解近期康复状况以及对医院的满意度情况。之后找到主要负责跟上级医院对接的医生协助患者预约床位或是由社工直接联系上转医院，为患者预约床位。患者在办理出院手续之前，向主治医生说明，由医生开具双向转诊单。在患者出院时，询问患者是否需要救护车，如需要则为患者联系救护车，或是将救护车联系方式交由患者或其家属，让其自行联系，其前提是尊重案主自决。

2. 多方协调

在转诊过程的每一个阶段，都少不了协调。其中包括协调医患之间的关系、患者与其家庭的关系、患者患病后的心理适应情况。

该院康复科，需要对入院的部分患者（脑卒中、脑出血、骨折、车祸、纠纷）进行社会康复初级评估，对患者基本信息、家庭和社会情况、患病后诊治过程、患者患病后心理变化、康复期望等方面进行评估，为患者制订服务计划。

在一次社会康复初级评估时，我遇到了一位比较特别的患者。她在家中不慎滑倒导致腰椎骨折。她知道我是医院的社工后，开始向我讲述她的故事，滔滔不绝。可以说她生命的每一个阶段她都跟我分享了，不过在她向我讲述的过程中，我可以感受到她受伤后变得越发焦虑，她说话很快、很着急，情绪容易激动。

面谈的时间较长，我所收集到的内容也比较碎片化，我表示希望可以结束此次谈话，最后这次面谈是以"她该吃午饭了"结束的。我也清楚这是一位比较难介入的案主，因为稍有不慎就会让案主产生抵触、反感的情绪，因此必须一开始就建立起专业的信任关系。在之后的接触中，我除了直接和她本人会谈，同时也和她的父母、朋友进行过交谈，得知她是在这次患病之后才性情大变的，可见她因为这次意外的事件，在心理上受到的冲击很大。

在她骨折恢复得稍好，同时达到了医院的出院指标时，主治医生也建议她出院，但她不肯。后来我和我的社工指导老师一起，跟她的家人进行了会谈，说明目前除了身体上的康复以外，最好也可以做一些精神科上的治疗。我们与其家人、主治医生等协调后决定，以到上级医院会诊的形式安排案主出院并接受相关专科治疗。于双向转诊而言，这种形式是双向转诊过程中的新探索，但最重要的一点是要"以病人为中心"，一切皆从患者出发。

四、社会工作在双向转诊机制中面临的挑战

医务社工介入分级诊疗体系，参与到双向转诊的实践过程中，存在着不小的困难，其中包括缺乏转介渠道、病人对双向转诊不认可、缺乏专业的社工人才等因素。因此社工在介入双向转诊的过程中，要不断完善转介渠道，给予患者更多合适的选择。同时也要向患者普及双向转诊的必要性，通过个案工作、小组工作、社区工作、健康宣教会等形式让患者及其家属可以了解更多与双向转诊相关的政策和知识。医务社会工作者除了需要社会工作相关的专业知识，对医疗领域相关的知识也要有所了解，同时在组织协调、与人交流沟通上都需要较强的能力支撑，要学习更多医疗知识和医疗保障政策，与其他医务任务相互协作，共同促进分级诊疗体系中双向转诊的开展。

五、社会工作在双向转诊中的意义

（一）患者层面

减轻患者医疗费用负担。成都双向转诊医院对于门槛费有优惠补贴，社工通过向患者或其家属说明目前双向转诊的各项政策，患者、家属或社工链接下转医院资源，再由医生开出双向转诊单，即可在下级医院出示双向转诊单，以减免门槛费。

接受适合自己的康复治疗。在三甲医院中，医院有其出院指标，在达到出院指标后，医生会让患者出院。但出院并不意味着已经完全康复不需要治疗。通过医务社工对各项政策的讲解和资源的链接，为患者阐明从受伤到康复的一段旅程，以病人为中心，同时尊重案主自决，让其思考最适合自己的治疗康复之路是什么。

（二）医院层面

降低医疗成本。绝大多数患者及其家属认为，只有在大医院治疗才有效，所以不愿出院，因此出现"出院难""压床"等现象，这对于医疗资源而言是极大的浪费，因为患者不出院，因此病情更重的病人则不能入院治疗。通过社工的协调和与其他医护人员的协作，让病情较轻、较稳定的患者下沉到社区，可以更有效地利用医疗资源。

减轻三甲医院"虹吸"效应。以该院为例，社工通过对分级诊疗制度进行宣教，开展个案工作、小组工作等，提高了医护人员和患者及其家属对分级诊疗制度的认识，对医院的选择不局限于三甲医院，愿意去下级医院进行康复治疗。

（三）社区卫生服务中心层面

提升居民认可和信赖。社工可组织社区大型活动，如义诊、健康宣教等形式，邀请大医院的医护人员来社区开展活动，使基层社区卫生服务中心和大医院的联系更加紧密，更有利于上级医院的患者转介到基层医院，居民对基层医院信赖度得以加强。

社区就诊人数增加。由社工组织和策划，整合社区资源，招募志愿者，在社区开展小组、社区活动，向社区居民就社区首诊、双向转诊等开展相关活动，让社区居民更直观、形象地了解分级诊疗制度，提升社区居民就近就诊的意识，从而提高基层医院的就诊率。

（四）政策层面

完善"治疗—康复—长期护理"服务链。分级诊疗制度是我国五项基本医疗制度之首。2020年2月14日，习近平总书记在中央全面深化改革委员会第十二次会议中指出，要持续加强全科医生培养、分级诊疗等制度建设，推动公共卫生服务与医疗服务高效协同、无缝衔接，健全防治结合、联防联控、群防群治工作机制。社工更要在分级诊疗制度中扮演好自己的角色，做好整合资源、链接资源、组织协调等。

增进医患沟通。网络上一直流传着一句话——"医院就是社会的缩影",很多医院中发生的矛盾,大多数情况下都不是因医疗水平而产生的矛盾,而是患者背后的家庭、人际、社会矛盾。我在病房内与许多患者做过交流,也听了很多他们对医院、医生的评价,很多都不是指向医疗水平,而是更多地指向服务态度、医疗环境等。曾有患者向我抱怨,医生常常是叫床号而不是叫他的名字,这让他感到很受伤。后来我向他的主治医生反馈,他们之后的交流也变得更为顺畅。

(五)社会工作专业发展层面

在双向转诊中,社工要承担很多不同的角色,也会遇到很多新的困难,所以说,医务社工在双向转诊中所做的工作是极具挑战性的。面对挑战,寻找解决方式的过程,便是开拓的过程,这个过程可能是曲折的,但必将引领社会工作走上一个新台阶。

六、社会工作介入双向转诊机制的对策建议

(一)提高患者对双向转诊的认可度

社工在医院开展双向转诊服务,首要条件是让患者了解双向转诊。就该三甲医院而言,双向转诊的宣传并未普遍,患者对双向转诊的认识也仅局限于医务人员的告知。

社工可以从以下几个方面提高患者对双向转诊的认可度:1. 在院内或社区开展双向转诊教育及宣传。定期开展个案、小组、健康宣教会等服务,在潜移默化中向患者普及双向转诊的各项政策,使患者对疾病的轻重缓急能有更深刻的认识,帮助患者选择适合的医院进行治疗和康复。2. 利用转介患者交流会的方式,由社工邀请转介到下级医院的患者或其家属,讲述他们在下级医院的康复心路历程,使患者之间产生共情,更直观、形象地理解双向转诊。3. 社工制订和印发双向转诊宣传册和海报,投放到医院各个部门和科室供患者阅读,让患者一目了然,充分了解双向转诊的内

涵和优势。

（二）拓宽双向转诊资源

目前大医院中患者的转介大多是因为医院要求出院，患者或其家属才会寻求下级转介资源，但大部分患者或家属对病情了解不深，也不知道哪种类型的医院才是适合自己的。此时需要医务社工向患者提供转介建议，因此医务社工需要拓宽转介渠道，对接更多双向转诊资源，与各级各类医疗机构建立联系，更好地为患者提供有效的转介建议。除了综合医院、专科医院之外，社区卫生服务中心、养老服务中心等也可进行对接和联系，但寻求资源的前提是以病人为中心，以病人需求为本，了解转介渠道的资质和擅长的部分，做到"对症下药"。

（三）加大医务社工专业人才培训

双向转诊作为分级诊疗体系中的重要内涵之一，发挥着利国、利民的重要作用。社工在双向转诊中也扮演着相当重要的角色，要促进双向转诊的落实和实施，本文以为应采取以下措施保障：1. 高校社会工作开设医务社会工作相关课程，在课程中加入双向转诊内容，并组织学生开展双向转诊实务研究，用自身经验加深对双向转诊的认识，从而更好地理解双向转诊内涵，提升实务水平。2. 在医院中设立双向转诊服务工作站，由专业医务社工担任督导，给予社会工作专业学生更好介入双向转诊的建议，在双向转诊实践中探索问题、发现问题和解决问题，培养能够开展双向转诊的优秀的社会工作人才。

结语

透过本文可以了解到当前医务社会工作者在双向转诊中扮演了十分重要的角色。尽管我国医务社会工作在介入双向转诊中有很多需要改进的空间，但有限的实践让我们看到我国医务社工对外协调医患关系、大病救助、工伤康复以及部分重症患者的舒缓治疗，对内缓解医务人员压力、疏导情绪等方面发挥重要作用。不管是从微观还是宏观角度而言，社会工作在转诊过程中对患者及家庭其他成员、对医务人员都有着良好的促进作用。社工运用专业的工作方法，开展个案、小组、社区，多角度地为患者提供双向转诊服务，助力临床，顺应了当前医药卫生体制改革的要求，更丰富了"全人、全程、全家、全社区、全员"的"五全"服务。

但目前社会工作在双向转诊过程中发挥的作用还未形成体系，仍缺乏实践经验，且社会工作的理念尚未完全普及，许多人对社会工作理解不深，因此在开展医务社会工作服务的过程中也要不断克服困难、积累经验。

参考文献

[1] 邹然，谌永毅，黄旭芬. 医务社会工作者在安宁疗护中的角色和作用 [J]. 中国护理管理，2019，19（6）：820 - 823.

[2] 梁金刚. 台湾地区分诊体系经验与借鉴 [J]. 中国社会保障，2015.3.

[3] 薛世文，李顺平，尉真，等. 医务社工介入医联体内分级诊疗工作探析 [J]. 中国医院，2018，22（9）：74 - 75.

[4] 计芳，代文瑶，柴双. 医务社会工作介入"分级诊疗"模式初探 [J]. 解放军医院管理，2017，24（4）：317 - 319.

[5] 马小利，戴明锋. 新医改背景下我国分级诊疗实践及问题分析 [J]. 2017，30（10）.

[6] 王烨捷. 医务社工正在介入医患背后的社会矛盾 [N]. 中国青年报，2017 - 07 - 03（12）.

[7] 杨阳，王冬，从紫薇，等. 家庭医生式服务引入医务社工可行性分析及模式探讨 [J]. 中国医学伦理学，2017，30（2）：227 - 229.

康复科患者出院难的原因及对策分析
——以脑卒中患者康复为例

陈会全　罗欣男

随着社会的发展，医学技术得到不断提高，人们的医疗需求越来越大。与此同时，在三甲医院，由于各种不合理原因滞留医院的患者也日益增多，医疗资源被不合理占用，严重影响医院的正常诊疗秩序。本文以成都市某医院社会工作实践为例，选取滞留医院患者的典型个案的出院问题进行分析，认为可以通过为服务对象（患者）制订合理的出院计划，加强院内人文关怀，推行三级康复体系，帮助服务对象及其家属处理因疾病带来的负面情绪，增强服务对象自身能力等，有效减少三甲医院中不合理滞留住院患者，使医疗资源得到更加充分合理的利用，形成分级诊疗的有序推进。

一、研究背景及意义

（一）研究背景

近年来，随着经济水平和医学水平的不断提高，人们越加关注自身的健康问题，康复医学科也日渐被医学界重视。21 世纪的今天，随着人类不断发展，人们对康复医学的需求日益提高。据 2006 年 4 月第二次全国残疾人抽样调查显示，残疾人口中有康复医疗服务需求者达 5000 万人，慢性病患者有康复医疗服务需求者超过 1000 万人[1]。近年来，在三甲医院由于不合理原因滞留的住院患者越来越多，这严重影响了医院正常的诊疗秩序，导致医疗资源被浪费。"出院难"已经成为医院的老大难问题，是目前亟须解决的问题。笔者在某医院康复科实习期间跟进个案大多是出院难个案，处理过程也较麻烦，由于患者及家属往往不清楚相关政策，院方没有给出患者合理的出院途径，患者不知道出院后自己去向如何等问题，导致当前不合理滞留住院患者人数越来越多。目前不合理滞留住院患者对于医院来说是个非常棘手的问题，妨碍了医院正常运行。本文尝试分析患者滞留医院的原因以及讨论如何解决不合理滞留住院患者增多现象，对医院恢复正常的诊疗秩序及医疗资源得到合理分配能起到一定的参考价值。

（二）国内外出院计划现状

1. 国外出院计划背景及现状

出院计划是 20 世纪 70 年代美国教育发展中心等部门为急症老年护理的高级护理继续教育项目而设计、发展出来的，继而在美国、英国、加拿大等国得到广泛应用。

出院计划包括以下步骤：首先评估服务对象出院后的照护需求，利用量表筛选出需要出院计划的高危群体。再从服务对象的医疗护理需求、家庭情况、社区资源三方面对其进行全面的评估。其次制订出院计划，出院计划小组在之前评估的基础上，与服务对象及家属一起综合考虑经济、医疗保障程度、后续资源的可及性等条件，共同协商制订服务对象的出院计划，并根据其病情变化程度在出院计划中作出相应调整。第三步实施出院计划，护理人员需要对服务对象进行出院后自我照顾知识与技巧的教育，给其家庭普及居家照顾的方法、技巧；在转介过程中医院与社区照护机构建立强有力的链接，保证服务对象的需求能够得到解决；对已经出院的服务对象进行持续的追踪，根据其恢复情况提供访视服务，安排复诊；安排服务对象及其家属评价出院计划，若反馈信息显示出院计划有效，开展顺利，则可促进继续合作，若出院计划没达到预期效果，服务对象及家属有诸多抱怨或短期内急诊再入院，则需出院计划小组针对问题进行讨论分析，找出问题所在并解决，避免再次出现同样情况。

出院计划服务在国外发展较早，且已形成较科学、完善的发展模式，有效解决了医疗资源浪费、医院床位周转困难等问题。

2. 国内出院计划背景及现状

在二十世纪八九十年代，香港有学者提出出院计划，当时未得到太多关注。直到 21 世纪初，内地才开始关注出院计划。2014 年 1 月 16 日，由香港复康协作中心、香港复康会组织、中国康复研究中心、广州康复合作中心等共同参与的"康复出院计划研究"启动会议召开，会议就我国康复出院计划的可行性、操作规程、困难及阻力等方面进行探讨，初步确定康复出院计划研究的实施内容，该会议标志着我国正式开启康复出院计划制订及实施的探索之路。

我国出院计划研究起步较晚，目前仍处于探索阶段，存在成员单一，未形成专业性的出院计划小组，缺乏统一、标准的出院计划指南，医疗资源分布不均，缺乏政策法规支持等问题[2]。

二、相关概念分析

（一）康复

世界卫生组织（WHO）认为康复是综合地和协调地应用医学的、社会的、教育的、职业的和其他的措施对残疾者进行训练和再训练，以达到减轻致残因素造成的后果，尽量改善其功能，使其重新参加社会活动为目的的一种过程。残疾人的全面康复涉及四个方面的康复：医学康复、教育康复、职业康复、社会康复[3]。

（二）脑卒中简介

脑卒中又称脑血管意外、脑中风，是急性脑循环障碍迅速导致局限性或弥漫性脑功能缺损的一组脑血管疾病，包括缺血性脑卒中（脑血栓形成、腔隙性脑梗死、脑栓塞）、出血性脑卒中（脑出血、蛛网膜下腔出血）。

脑卒中发病原因较为复杂，多种因素和疾病均可导致，其发病率与环境、饮食习惯和气候（纬度）等因素有关。多见于中老年人，男性多于女性，其发病率、患病率和死亡率随年龄增长而增长[4]。主要症状有：头痛、恶心、呕吐、感觉性失语、饮水呛咳、吞咽困难、肢体偏瘫、小便失禁等。

（三）不合理滞留住院患者

不合理滞留住院患者是指疾病治疗后符合出院条件，但因赡养、住房、经济和社会纠纷等非医疗因素滞留医院的患者[5]。

（四）三级康复医疗服务体系

三级康复医疗服务体系是由三个层级的医疗卫生单位组成：第一层级由三级甲等综合医院康复医学科担任。以大型综合医院为依托，充分发挥其学科齐全、功能完善的优势，负责区域内疑难病症及急危重症急性期的诊疗救治。第二层级由二级综合医院康复医学科构成。以"大专科、小综合"的模式配置医疗资源，承接综合医院非急性期的康复治疗及基层医疗机构上转的适宜病源，如神经康复、骨科康复、儿童康复、社区康复等，主要提供专业综合的康复医疗及疾病稳定期的治疗与康复。第三层级由社区或县乡基层医疗机构构成，承担疾病恢复期患者的康复、健康体检、疾病预防、慢病管理、健康教育、病情随访等工作，为患者提供基本康复医疗服务和公共卫生服务[6]。

（五）出院计划

出院计划是指保障患者从一个环境顺利转到另一个环境（包括医院、家庭、养老院等）的护理过程[7]。当前在美国、英国、加拿大等国出院计划被广泛应用。出院计划服务在国外发展较成熟，计划包括：入院病人的评估，根据评估内容制订计划、计划的实施、病人出院时的转介等。有效解决了病人出院短期内再次入院、医疗资源浪费、医院床位周转困难等问题[8]。

三、康复科患者出院存在的问题及原因分析

成都市某三甲医院康复科分住院病区和治疗区，住院病区现有床位60余张。康复科接受治疗后，很多患者及患者家属均表示三甲医院医疗环境

好，康复效果明显，同时表示不信任下级医院，觉得下级医院的资源、环境、服务等水平不高，故存在已满足出院条件，部分患者及患者家属却拒绝出院或是转入下级医院继续康复的问题。

（一）存在的问题——出院难

按照正常程序，在患者入院一周左右，专业的出院计划小组就应该对病人进行一个全面的评估，通过评估来为服务对象（患者）制订出院计划，再转介给医务社工。医务社工进一步了解服务对象需求，与其建立专业关系，了解服务对象周围资源，在其住院周期快到时跟服务对象及家属沟通找到一个合理的出院途径。

但现阶段普遍存在制订出院计划滞后；出院计划小组成员单一；介入过程中跟服务对象及家属沟通无效；转介过程中，往往出现下级医院医疗资源匮乏，无法满足服务对象康复需求的现象等，导致服务对象无法在规定时间内顺利出院。

（二）出院难的原因分析

1. 服务对象不清楚三甲医院定位

根据三甲医院的定位，三甲医院主要接收的是危、急、重的患者。当患者病情处在稳定期以后，应该按照政策规定转介到下级医疗机构，即二级或社区医院继续接受康复治疗。但目前服务对象普遍不清楚相关规定，认为三甲医院医疗资源好，康复效果明显，所以希望尽量多在三甲医院接受治疗，故存在满足出院情况下，服务对象及家属不愿意转入下级医院而是滞留医院，造成三甲医院人满为患。

2. 服务对象及家属对病情认识不足

大部分脑卒中患者发病急，服务对象及家属对于疾病认识较少，对病情认识不足，康复期望过高，当院方告知他们达到出院条件时，他们认为并未达到自己心中的康复标准，故拒绝出院。

3. 院方缺少人文关怀，与服务对象沟通不够

院方医护人员在对待服务对象时往往太过关注病情，存在服务对象

在就诊过程中长时间与仪器、药品打交道，较少得到安慰和关心，缺少人文关怀。当服务对象的生理指标符合出院条件时便会通知服务对象及家属准备出院，甚少考虑到他们的心理、社会方面是否同样达到出院标准。

4. 医疗资源分布不均，社区康复发展滞后

我国康复资源分布不均主要表现在以下三个方面：第一，经济相对发达的地区比经济相对落后的地区的康复资源要丰富；第二，等级不同的医院所拥有的康复资源差距大，康复资源主要集中在三级医院，二级和社区医院相对匮乏；第三，康复资源在城乡的分布差异大，主要表现为城市集中，农村短缺，主要是因为农村经济水平较低，并且农村拥有的多为社区医院[9]。

随着医疗改革的深入和社区卫生服务的发展，政府及卫生部门大力推行新型医疗卫生服务体系，即"大病在医院，小病在社区，康复回社区"[10]。社区医院作为离居民最近的医疗场所，但医疗资源及服务却不足以满足居民的需求，导致三甲医院患者增多。

5. 无合理出院途径，服务对象出院后去向不明

当院方认为服务对象已经符合出院标准时，就会跟服务对象及家属沟通出院的问题，但往往是告诉他应该出院，却未跟服务对象及家属讨论出院后的去向，导致他们对出院以后往往充满疑惑和焦虑。

四、脑卒中患者的情况及需求分析

服务对象基本信息：老包，男，71 岁，丧偶，独子因公牺牲，有一兄弟，偶尔来看望老包。目前与孙女、孙女婿一家共同生活。老包平常对钓鱼、下象棋、看书等比较有兴趣。2017 年，老包因脑梗右侧肢体偏瘫而入院进行治疗，住院期间基本是医院医护人员对老包进行照顾，孙女及亲属较少来看望老包。经过一个月左右的治疗，老包接受了医疗护理、物理治疗（PT）、作业治疗（OT）、言语治疗（ST）及传统康复等部门的康复治疗。老包目前病情得到较好控制，已符合出院标准。主治医生多次跟老包

及家属沟通出院问题，老包一直坚持自己没有完全康复，家属也表示希望老包能够再接受一段时间康复治疗，迟迟未到医院办理出院手续。难以按照正常程序办理出院手续，导致康复医疗资源被不合理占用，影响了医院的正常诊疗秩序。故此，院方将老包转介给医务社工。

（一）服务对象问题分析

1. 康复期望太高

老包之前身体还算健朗，平时也喜欢出去走走，钓钓鱼，下下象棋，在家没事也会做些家务等。经过治疗，老包身体有一定的恢复，但跟以前相比还有很大的差距，跟家属沟通后，老包及家属都表示还应该再接受一段时间康复治疗，直到跟以前的身体状况差不多时，才考虑出院。

2. 对未来生活的担心与焦虑

老包目前可以完成一些简单的事情，但日常生活还有很多事不能独立完成，例如上下床、上厕所，等等。转入下级医院继续接受治疗的话，老包担心下级医院医疗水平不高、护工不认真等。回家的话，孙女及孙女婿平时都要上班，老包担心出院回家后一个人难以适应。

（二）制订出院服务目标

1. 短期目标，改善老包消极心态

帮老包改善心情，重新树立自信。医务社工每周两次与老包面谈，倾听老包内心的烦闷与担忧；与老包的孙女联系，希望她可以尽可能多抽一些时间来陪陪老包，并联系老包以前的同事、邻居等，闲时可以来看望老包，陪伴老包；鼓励老包参加象棋小组，多与其他病人沟通交流，相互支持。

2. 中期目标，选择合适下级医院

根据老包实际情况，为老包推荐合适的下级医院。医务社工、老包的主治医生与老包及其家属面谈，将老包目前的康复状况跟身体状况一一跟患者及患者家属沟通，并介绍三级康复网络的流程，结合老包家庭情况，

选择一个合适的下级康复医院，进行下一步康复。

3. 长期目标，促进老包社区康复

跟进老包的后续治疗，当老包在下级医院康复稳定后，联系老包所在社区的社区医院，帮助老包申请入院，老包在接受相应康复治疗的同时，出院后能够更好地回归家庭。

（三）出院计划的实施

1. 第一阶段：主动联系老包，获得老包信任

医务社工主动与老包联系，跟老包建立了专业关系。经过两次面谈后，老包将自己心中的担心与烦闷跟社工进行了沟通，患病以后，身体部分功能缺失，以前轻易可以做到的事，现在做起来却异常吃力，这使得老包内心受挫，并且现在除了做康复训练大部分时间就是待在病房，孙女平常也要工作，老包感觉比较孤单。接下来的一周，医务社工除了面谈，每天抽一部分时间去陪老包聊聊天，询问老包康复情况如何，并与其分享有趣的生活小事，逐渐获得了老包的信任。

2. 第二阶段：邀请老包参与小组，加强病友间互动

医务社工运用优势视角理论，邀请老包参与象棋小组，鼓励老包多与他人交流互动。在象棋小组开展过程初期，老包显得比较拘束，只是埋头下象棋，不与其他成员沟通，分享环节也是低头沉默。医务社工发现以后，针对此现象，重新设计了小组环节，同时安排老包与不会下象棋的组员在一组，鼓励老包帮助组员学习，发现老包会耐心地给组员讲解象棋的规则，慢慢老包在小组中变得主动起来，愿意在组内分享自己的生活趣事，跟小组成员相处和谐，互动增多。

3. 第三阶段：介绍三级康复体系，选择合适的下级医院

医务社工与老包的主治医生一起跟老包及其孙女进行了一次面谈，目前老包的身体状况已经达到了出院的标准，询问了他们接下来是如何考虑的。老包觉得自己还没有完全恢复所以还是希望继续在这里接受治疗。主治医生将老包的康复状况跟老包及其孙女进行了沟通，首先是根

据老包目前身体状况来说，继续在三甲医院治疗的话提升空间不是很大；其次三甲医院的治疗对象是危、急、重等病患，相对来说交叉感染概率大，不利于老包这种病患长久待；最后给老包及老包家属介绍了三级康复体系，依据老包现在的状况，转到下级医院继续接受康复治疗更加合适。一来下级康复医院的对象主要针对在三甲医院经过急性康复后需要稳定康复治疗的患者，二来相对三甲医院来说病人间交叉感染的概率较小，三是下级康复医院的医疗团队都是接受过专业培训的，也经常会来三甲医院进行学习，同时三甲医院也跟下级康复医院有合作关系，可以时刻追踪转到下级康复医院的病患，一旦发现病情加重的情况，会马上送往三甲医院接受治疗。

通过沟通，考虑到现实情况，老包及孙女同意转到下级康复医院接受康复治疗。医务社工根据老包的住址、孙女的工作地点、家庭经济能力等条件跟老包一起筛选出了三家下级康复医院，并约好一起去实地考察。

4. 第四阶段：联系老包家属考察下级医院，老包顺利出院

医务社工与老包的孙女约好时间一起到三家下级康复医院，从下级康复医院的医疗资源、治疗环境、治疗费用、护工的专业性等各方面进行比较分析，最终老包的孙女选择了一家康复医院。医务社工协助老包办理出院手续，并与老包孙女交换联系方式，便于日后继续跟进个案。

5. 第五阶段：联系老包所在社区，继续跟进老包情况

老包转到下级康复医院后，医务社工定期询问了老包的康复情况，一个月以后，医务社工了解到，无特殊情况，老包半个月以后就可以出院。考虑到之前老包对自己出院后的生活较担忧，医务社工也去了解老包所在社区的社区医院，通过实地考察，该社区医院仅提供中医及部分康复治疗。考虑到老包身体恢复情况，社区医院可能无法完全满足老包的康复需求。社工跟老包孙女沟通后，发现该社区还有一家日间照料中心能提供更完善的保健康复服务，社工跟老包孙女考察后觉得日间照料中心更适合老包接下来的康复，老包本人也愿意。医务社工联系了老包所在社区的日间照料中心，跟老包孙女一起申请入住，并签订了"老人入住协议书"。

（四）结案评估

虽然在介入过程中遇到不少难题跟突发状况，但通过医务社会工作者的介入，老包已顺利出院，且已入住社区日间照料中心。老包的日常生活有专业人员照顾，日间照料中心也有适合的休闲娱乐方式，老包及老包的孙女对这个结果都很满意。

五、康复患者出院难的对策讨论

（一）加大政策宣传，病情知识普及

针对患者及家属不了解三甲医院的定位以及对自身疾病认识不足问题，医务社工可以在院内设立宣传栏，宣传三甲医院主要接收的是危、急、重等的患者。当患者病情处在稳定期以后，应该按照政策规定转介到下级医疗机构，即二级或社区医院继续接受康复治疗。当患者入院后，可以针对患者疾病，发放对应的宣传手册给患者及患者家属，向其普及该疾病的临床表现、注意事项、恢复周期等。也可以通过院内开展小组活动，例如病友支持小组，在小组活动开展过程中，用更加灵活、有趣的方式介绍三甲医院的定位、疾病的特点及自身康复小技巧等，使患者及家属可以相互交流、彼此支持，同时也能对病情更加清晰明了。

（二）加强院内对患者的人文关怀

针对院方过于关注病情，缺少对患者本身关心的现象，可以加强对患者的人文关怀。人文关怀就是对人的关怀，即关注人、关心人、重视人的个性，满足人的需求、尊重人的权利。医学人文关怀则是对患者的生命价值、人格尊严、生理及心理需求的集体关注[11]。加强对患者及患者家属的人文关怀，关注患者及患者家属的身、心、社三方面，使患者在住院康复期间得到更加全面的康复治疗。

45

（三）完善三级康复网络

何成奇教授2012 年在《"十二五"时期康复医疗工作指导意见》中明确提出"注重预防、治疗、康复三者的结合"的理念，构建分层级、分阶段的康复医疗服务体系[12]。

三级康复医疗体系的运作需要康复医学科治疗前移与临床相关科室协调配合机制，综合医院、康复医院或社区医院康复医学科和基层医疗卫生机构等体系内医疗机构之间的双向转诊机制。对患者的全面康复进行长期化、资讯化、精细化的管理，探索"医养护一体化"服务模式，打造符合我国实际，本土化的康复医疗服务体系[13]。

（四）落实出院计划，为患者找到合理出院途径

1. 提高出院小组团队协作能力，明确分工

打造专业出院小组团队，包括医生、治疗师、医务社工、护理人员，定期进行培训，不断提高小组成员专业素养，并明确团队中每位成员角色定位和所负责的项目。

2. 引导患者及家属共同参与出院计划制订

在对患者进行评估时，应充分考虑患者及家属的想法，引导患者及家属共同参与到出院计划的制订，并且根据患者治疗的不同阶段，与患者及患者家属一起调整出院计划。

3. 加强医疗机构间双向转诊机制

推行三级康复体系，落实双向转诊机制，跟进已出院的患者，保证患者在出院后仍能得到服务，一旦病情反复也可以得到及时的治疗，让患者享受到更加连续、全面的康复医疗服务。

4. 提供患者及家属反馈渠道

当服务结束时，鼓励服务对象及服务对象家属对此次出院计划服务进行反馈。根据服务对象的服务反馈，改进不足之处，不断完善和提高出院计划服务。

为患者提供全程、全面的出院计划服务，让患者在得到最适当治疗的同时缩短住院时间，避免医疗资源的浪费，帮助脑卒中患者在经济层面、家庭照顾层面、后续康复层面及社会心理层面等都准备充分的状态下出院[15]。

结语

可以看出当前我国医院存在的出院难问题不是不可以解决，通过制订出院计划、加强院内人文关怀、大力发展医务社工、推行三级康复体系等措施可以在很大程度上减少不合理滞留住院患者人数，并使患者可以真正得到高效、便捷的康复服务。后续应继续完善三级医院康复医学科和基层医疗卫生机构等体系内医疗机构之间的双向转诊机制，打造专业的出院计划小组，为每个患者制订合适的出院计划，在服务中不断提高能力，总结经验，真正做到对患者个人健康需求进行长期化、资讯化、精细化的互动式管理，探索"医养护一体化"服务模式，打造本地独具特色的康复医疗服务体系，争取使不合理滞留住院患者越来越少，使医疗资源得到更加充分和合理的利用，形成分级诊疗的有序推进。

参考文献

[1] 卫芳盈. 当前形势下我国康复职业教育发展的思考［J］. 中华物理医学与康复，2010，32（6）.

[2] 刘凌，付伟. 英美两国出院计划发展及其启示［J］. 健康研究，2011，31（6）.

[3] 王翔朴，王营通，李珏声. 卫生学大辞典［M］. 青岛：青岛出版社，2000，417.

[4] 胡郁坤，陈志鹏. 中医单方全书［M］. 长沙：湖南科学技术出版社，2009，121 - 123.

[5] 陈玉琼，陈娟. 医务社工"1234＋"模式在不合理滞留住院患者危机管理中的应用［J］. 中国医院，2016（20）.

[6] 周南，吴仕斌. 三级康复医疗服务体系建设的构想［J］. 医药前沿，2017，7（20）.

[7] 赵岳. 出院计划——病人出院过程中的连续护理模式［J］. 继续医学教育，

2006，20（29）.

　　［8］王晓杰，张雅琴．出院计划国内外应用现状［J］．护理研究，2013，27（12）.

　　［9］李建军，杨明亮，王方永，等．我国康复服务的未来发展方向探讨［J］．中国康复理论与实践，2008，14（11）.

　　［10］卢钰，薛晓玲．出院计划的研究进展［J］．中华护理杂志，2014，49（6）.

　　［11］韩鹏，陈校云．国内外人文关怀与医患关系相关问题综述［J］．中国医学伦理学，2013，26（6）.

　　［12］李平，郭永松．医务社会工作的功能定位及其在医患冲突中的作用［J］．卫生经济研究，2009（256）.

　　［13］李建军．我国出院计划的现状及思考［J］．中国康复理论与实践，2015，6（6）.

　　［14］赖秀华，李泽楷．脑卒中患者出院计划研究现状［J］．护理学报，2013.9（20）.

浅析脑卒中患者的社会支持网络建设

罗之琼　陈会全

脑卒中作为一种严重危害人类健康的脑血管疾病，有高发病率、高复发率、高致残率、高死亡率及并发症多的特点，且发病患者日渐年轻化，给患者本人、家庭和社会带来了沉重的负担。本文通过对成都市某三甲医院康复医学科脑卒中患者的社会支持网络进行研究，旨在发现科室内脑卒中患者社会支持网络的现状及困境，探讨构建以政府为主导、家庭为单位、医疗机构为关键、社区和非政府组织为补充的多元化社会支持网络的必要性。

一、问题的提出

脑卒中是指由于脑部血管突然破裂或因血管阻塞致血液不能流入大脑而引起脑组织损伤的一组疾病，可分为出血性和缺血性两种。脑卒中具有高发病率、高死亡率、高复发率及高致残率的特点[1]，我国脑卒中发病率正以每年8.7%的速率递增[2]，该病也长居我国居民死因前3位，每年300多万因该病致残从而失去生活自理能力的患者比例就有70%~80%[3]。有研究显示，2011年，我国脑卒中患者平均年龄为63岁，且有下降趋势[4]。目前对于因脑卒中致残并无较好的治疗方法，脑卒中高复发率及高致残率的特点，使得脑卒中患者需要一个漫长的康复期。在此期间，需要各种正式及非正式的社会支持，如物质帮助、情感支持、医疗支持、照护支持等，以便他们能够更好地度过这段艰难时期。但由于多种客观及主观原因导致脑卒中患者的社会支持碎片化，脑卒中患者获得的社会支持也有限，不光他们自身的身心健康和生活质量受到严重影响，也给家庭成员带来了重大负担，已成为全球多数国家共同的公共卫生问题。

自 20 世纪 70 年代以来，社会支持理论及其与健康和疾病关系的研究得到了长足的发展和完善，人们更多地探索社会支持与脑卒中发病风险及脑卒中患者照护需要的关系，强调了医疗[5]、家人朋友[6]、社会[7]对患者给予支持的重要性。在我国的社会支持系统中，政府起着决定性的作用，在资源的分配与再分配上占据着主导者的地位；非政府组织作为执行者，与政府、医疗机构、患者家庭共同为患者构建支持其身心社灵的社会支持网络，使脑卒中患者的社会支持网络更为制度化与系统化。但由于脑卒中的康复周期过长、投入资源较大等因素影响，仍然限制着脑卒中患者社会支持网络的完善。在 2018 中国脑卒中大会上，国家卫生计生委脑卒中防治工程专家委员会秘书长刘建民教授指出，近年来，随着医疗技术的不断发展，脑卒中救治前景得到很大改观，但仍须在预防、规范化救治等方面展开多重合作，吸收国外好的经验，积极推动政府主导、社会力量广泛参与、多方支持的防治模式。

虽然脑卒中患者社会支持缺漏的状况得到了一定改善，但其中也存在一些问题与不足，笔者在成都市第二人民医院康复科实习期间发现多数脑卒中患者的社会支持过于碎片化，仍有缺漏亟待弥补。

二、脑卒中患者正式与非正式的社会支持网络现状

脑卒中作为一种致残率极高的疾病，需要患者在康复期内坚持治疗、训练，而这是一个极其漫长的过程；其间患者的生理功能和日常生活能力与正常人相比有很大差异，他们不仅要忍受身体上不可避免的伤痛，还要承受心理上的压力与痛苦，这时来自各方的社会支持却能给他们带来坚持下去的动力，获得的社会支持越多，他们的康复意愿就越强，康复训练就越投入，身体就能得到最大限度的康复。

（一）脑卒中患者正式的社会支持网络

1. 医疗服务与支持

医疗支持贯穿脑卒中患者从发病到康复的整个过程，从入院手术到康

复训练，再到出院回家，直至重新融入社会，开始新生活，医疗支持发挥着重要作用。

第一，专业的医疗团队。康复医学科按照世界卫生组织的 ICU 理念建立了一支"一站式多元化跨专业康复服务模式"的专业康复团队，集物理治疗（PT）、作业治疗（OT）、社会工作者、心理治疗师、言语治疗师（ST）、假肢矫形师、传统康复师等于一体，打造高水平的康复小组，为脑卒中患者提供高质量全方位的医疗康复服务与支持。康复科的脑卒中患者大多住院时间长达一个月甚至一个月以上，在此期间他们很少外出，与外界的互动几乎达到最低，这期间接触较多的便是科室内的医疗团队，因此医疗团队的关心与支持能很好地缓解他们与外界缺少互动带来的心理落差。

第二，专业的护理团队。康复医学科配备有经验丰富的护士，且制定了一套完整的康复护理制度，为不同程度的脑卒中患者制订符合自身情况的护理方案，使得脑卒中患者得到科学化、规范化的护理支持。

第三，丰富的康复训练器材。康复医学科拥有丰富的康复训练仪器，基本能够满足轻、中、重度脑卒中患者不同的康复需求，为他们提供多样化的康复训练，是他们康复之路的重要保障之一。

以下三个案例都表明患者及家属们对医院提供的医疗支持的重视程度，高水平的医疗支持不仅能从身体上锻炼患者，更能从心理上为患者及家属提供康复的信心与动力。

［案例一］张阿姨：我们家的病人住院将近三周了，我感觉老师们都很负责和耐心，而且对病人的态度也很好。每天都给我们家病人扎针，还问他有什么不舒服的地方。

［案例二］刘大姐：我妈妈刚来的时候还是昏迷状态，我们家属也不晓得该怎么给她护理，每天都是我来照顾，每次护士给我妈妈护理的时候，看到我在旁边，她们都会给我说一些平时我可以做的，现在我照顾我妈妈也不像刚开始的时候那样什么都不会了。

［案例三］陈婆婆：我和我的老伴都是因为脑卒中住院的，我们之前也在某家医院住过，但那里的项目比较少，康复效果也比较差。我们到这个医院后，每天的治疗项目都排得很满，基本上做完治疗一天就过去了，

这样的安排，首先我们的康复效果就保证了；其次就是每天的充实都让我们感觉到心里很踏实，我们也是在积极康复的。

2. 政策、专业资源与支持

随着社会的和谐发展，人们的生活水平提高，社会福利制度也在国家政府和全国人民的努力下逐步完善，"看病贵，看病难"的困境有所缓解，一系列有关医疗保障的政策不断出台，关于大病救助的慈善筹款的平台与机构也发展得如火如荼，脑卒中患者获得支持的渠道越来越广，方式越来越多，大大降低了他们康复的负担。

第一，医疗政策的改革与完善。《关于深化医疗保障制度改革的意见》不仅制定了加快建成多层次医疗保障制度体系的总体改革目标，还明确了未来10年的阶段性目标，随着医保制度待遇保障、筹资运行、医保支付、基金监管、医药服务供给、医保管理服务的各方面协同推进，强调完整性、公平性、适度性与协同性，切实体现了民生优先、立足长远、求真务实、协同发展的改革思路。自2016年6月成都被纳入全国首批试点城市以来，长期照护保险试点初见成效，已有多人受益，其中不乏脑卒中患者。

第二，医务社工及志愿者。医务社工作为社会工作的一个分支，在脑卒中患者社会支持网络中发挥着重要作用。疾病都会造成延宕性后果，医务社工要介入的不是疾病本身，而是介入延宕性后果。医务社工在该院康复科有着其特定角色和作用，即运用专业方法对脑卒中患者进行评估及跟进，通过个案管理、小组工作为患者提供服务，充当医患间的沟通桥梁，为患者及家属提供社会咨询及开展活动，以满足他们的需求，同时在必要的时候链接志愿者群体共同开展服务。

第三，院外医疗及康复资源。首先，该院康复科多次与香港红十字会合作，获得资金及医学支持，引进了先进康复技术及康复器材；其次，该院与多家医院建立分级诊疗的合作关系，开通了患者转院的绿色通道，极大地方便了患者的转诊及持续治疗。

以下两个案例都表明了政策、专业资源与支持对脑卒中患者所发挥的作用，是脑卒中患者社会支持网络中的重要组成部分，对脑卒中患者的康复影响较大。

［案例四］刘大姐：我们一家都是成都本地的居民，我之前一直不知道长照险的事，多亏了医院的社工们开展的长照险政策讲座，我才知道原来成都的居民还有这个政策，现在申请这个补助的注意事项我都知道了，等到时间了我就给我妈妈申请。下周还有评残的讲座，我也要去参加。

［案例五］邓婆婆：这是我妈妈第二次来这儿住院了，第一次住院的时候，因为住院时间到了，就经过医院张社工的协助到了他们合作的下级医院康复，当时是专门的救护车免费接过去的，而这次病情变化回来的时候也是这样，给我们家属减轻了很多麻烦，在下级医院的康复效果还不错，而且费用还要少一点，等病人这次稳定后我们还要到下面的医院康复。

（二）脑卒中患者非正式的社会支持网络

中国自古就有尊老爱幼、照顾伤老病残的传统美德，而脑卒中患者大多为中老年人，照顾者主要是他们的配偶或子女，以及关系密切的其他家属。家庭支持作为支持体系中必不可少的一部分，对脑卒中患者的康复有着极其重要的影响，这种来自家庭内部的支持主要体现在三个方面，即物质性支持、精神性支持、照护性支持。

第一，物质性支持。家庭能为脑卒中患者提供其康复所需的一切生活资料和所需物资，给予他们直接的援助和支持，让他们能够更好地投入康复治疗中，是家庭支持的前提。

第二，精神性支持。脑卒中患者的康复是一个极其漫长的过程，而日复一日的康复训练充满着枯燥和乏味，缺乏坚强意志或因康复预期过高未达到而丧失动力的患者时有出现，在此情况下，来自家庭成员精神上的支持能很好地缓解他们的负面情绪，使得他们在枯燥的康复训练中有人相伴，在失望时得到鼓励，在伤心痛苦时得到宽慰，及时调节情绪，以便更好地进行康复训练，这是家庭支持的关键。

第三，照护性支持。人总有生活不能自理而需要人照顾的时候，而能给予这种细微且无私照顾的只有家庭成员。脑卒中致残率高、康复期长，患者生活自理能力降低甚至丧失，需要有人全程照护，确保他们正常的生活，这是家庭支持的基础。

家庭在脑卒中患者的社会支持网络中占据着重要地位，是他们最为依赖的一部分支持体系，它影响着患者们的康复意愿及康复目标，是他们为之不懈努力康复的动力源泉。

［案例六］王大姐：我住院以后，家庭对我的支持很大。我丈夫辞了工作来照顾我，每天协助我穿衣吃饭，推我去做治疗，在我心情不好发脾气的时候也只是默默忍受，不会和我抱怨；有时候我觉得自己特别没用，被他发现我躲着哭的时候他也只是陪着我，耐心地开导我；我的女儿也经常会来医院看我，带一些她在家做的菜呀什么的，还给我讲笑话逗我开心，每次我觉得坚持不下去的时候，想到他们我就会告诉自己再坚持一下，我不能再给我的家人增添烦恼了。

三、脑卒中患者社会支持网络困境

脑卒中作为康复期较长的一类疾病，其康复期间给个人、家庭和社会带来巨大影响，来自各方的支持会对他们的康复产生极为重要的作用，但就具体情况来看，仍然存在很多不足的地方，现状不容乐观。

（一）脑卒中患者正式的社会支持网络的困境

1. 医疗现状不乐观

医疗支持是脑卒中患者康复的前提条件，在某种程度上决定着脑卒中患者的康复效果及时间。为了给患者提供更好的康复治疗及环境，降低患者及家庭的压力，国家对于医疗的投入不断加大，患者的康复治疗情况有所提高，但仍存在某些问题，对患者的康复造成较大影响。

第一，缺乏转介渠道，床位转化率低。脑卒中患者的康复是一个漫长的过程，且极容易复发。为了更好地达到康复效果，患者及家属都希望能在医院治疗到完全康复，由此造成医院患者转化功能停滞，病情稳定的患者不出院或缺乏转介下级医院的信息，情况危急的患者又难以入院，等入院稳定后又希望能完全康复再出院，形成一个恶性循环，衍生出一系列问题。

第二，分级诊疗体系运转不佳，造成医疗资源浪费。为了落实国民的医疗保障，我国政府特地扶持了一批当地的社区医院及卫生服务中心，便于人们及时就医，同时缓解大医院的医疗压力。但人们受社会主流思想的影响，认为大医院才能真正治病，加之分级诊疗制度的执行度低，使得大医院患者爆满，社区医院及卫生服务中心门可罗雀，造成严重的医疗资源浪费。

第三，医疗资源有限，无法满足日益增长的脑卒中患者需求。脑卒中是神经系统最常见的疾病之一，中国每年新发卒中患者估计有 150 万 ~ 200 万，发病率为 115.87/10 万。脑卒中患者人数激增，而医疗资源的增长较之缓慢，引发脑卒中患者之间、医患之间的矛盾。

2. 政策使用及资源获取难

政策、专业资源与支持是脑卒中患者社会支持网络中的组成部分。随着脑卒中发病率日益增长，人们对其关注逐步提高，社会上对于脑卒中患者的救助也层出不穷。政策、专业资源与支持对脑卒中患者及其家属提供了大量帮助，对于构建脑卒中患者社会支持网络具有重要作用。但从政策、专业资源与支持的现状来看，仍存在较大问题亟待解决。

第一，政策福利区域差异大。地方政策出现碎片化现象，造成不同地区相同保障对象的待遇水平差异大，缴费责任和医保待遇给付失衡，脑卒中患者医疗保障支持很难得到应有的体现。

第二，专业资源的使用尚未制度化与规范化。首先，由于我国医务社工的发展时间过短，人们对医务社工的角色和作用缺乏了解，使得社工在医院开展工作的难度较大，受到的限制多，工作内容也更偏向于行政化。其次，由于缺少经验丰富的督导，医务社工在医院开展的工作也大多流于表面，产生的社会效益低。最后，对于志愿者的招募与管理未形成一套体系，志愿者活动缺乏秩序。

第三，信息不通畅，工具性支持不足。脑卒中患者在家康复的时间在康复周期中占据很大一部分，目前我国社区缺乏上门指导家属照顾患者的方法及解决照顾过程中出现的问题的服务支持；社会上也没有专门的机构或热线能够提供病人福利或医疗信息，社会服务支持体系有待完善[8]。

第四，患者自身可利用的资源差异大。脑卒中患者及家庭通过社会救助获得的支持程度会因地域的不同、社会阶层的差异、影响范围的大小而有很大区别。所在地区的经济发达程度、患者社交圈层范围、社会影响的大小等都对社会救助的程度发挥重要作用，决定其受助的多寡。

（二）脑卒中患者非正式社会支持网络的困境

1. 患者自我效能被忽视

脑卒中患者面对突如其来的打击，承受着沉重的经济、身体和心理压力，直接影响其生活质量，对其自我效能水平产生影响[9]。多数学者认为，感受到的支持比客观支持更有意义，因为虽然感受到的支持并不是客观存在，但是被感知到的现实却是心理的现实，而正是心理的现实作为实际的中介变量影响人的行为和发展[10]。但社会中对脑卒中患者的支持普遍以客观支持为主，而忽视了其对支持的感受，从而对患者本身的关注不够，自我效能感难以发挥作用。

2. 家庭沉重的负担

脑卒中患者自发病之日起，就需要长期的康复护理及生活照料，他们往往存在着不同程度、不同症状的身体功能障碍，生活自理能力大大降低。脑卒中不仅对患者本人的健康和生活质量产生了严重影响，而且给家属带来沉重的照顾压力和经济负担，很容易使整个家庭沉浸在消极低落的情绪中，这不仅威胁着患者的心理健康，同时对患者的家庭也产生消极影响[11]。

第一，照护压力。脑卒中作为一种功能性疾病，患者往往存在着不同的身体功能障碍，需要多方面的照顾。目前我国卫生保障体系不完善和社区护理水平相对落后，缺乏必要的专业指导和有效的支持系统[12]。大多数患者的预后较差，增加了主要照顾者的负担。另外，照顾者之间缺乏相互交换照护经验的渠道，多凭自己的经验照顾患者，信息和情感支持上也存在不足。

第二，经济压力。医保的报销水平因地域的不同有所差异，面对患者的突发疾病，照顾者特别是以中青年为主的子女或配偶，同时也是家庭的经济支柱，一旦停下来照顾患者，对家庭经济往往意味着雪上加霜。

第三，心理压力。脑卒中的发病率呈现逐年上升的趋势，并趋于年轻化[13]。这些年轻的脑卒中患者经过康复和治疗后将回归家庭。在面对患者突发疾病、繁重的照护工作、家庭经济压力、担心患者疾病预后及自身工作压力下照顾者容易因不堪重负而产生绝望、抑郁等负性情绪，使其身心产生巨大改变，影响自身的生活质量。

四、脑卒中患者社会支持网络建设的对策

为构建脑卒中患者社会支持网络需要发挥政府主导作用，提升家庭支持能力，提高医疗机构水平，发挥社区和非政府组织的辅助作用，建设政府、家庭、医院、社区及非政府组织的联合机制，共同为脑卒中患者提供支持，构建多元化的社会支持网络。

（一）落实医院分级诊疗，拓宽医患干预渠道

为构建脑卒中患者社会支持网络，医疗机构需要作出以下努力。首先，切实实施分级诊疗，在保证患者的康复效果前提下，将病情稳定的患者分流到下级医院进行康复，提高医院床位的转化率。其次，加强与其他医院的合作，形成脑卒中患者康复医疗体系，关注患者的全程康复；开展技术援助与医护人员培训活动，提高下级医院医疗水平；开设上下级合作医院脑卒中患者转诊的绿色通道，提供便捷的转诊流程，为患者提供优质的转诊服务。最后，有条件的医疗机构可以增设医务社工岗位及聘请督导，开展专业服务，缓解医护人员压力，必要时充当医患间的沟通桥梁，减少医患矛盾。

（二）发挥家庭支持作用，提高患者康复信心

家庭是一个系统，由家庭成员组成。在家庭系统中，每个家庭成员有它特定的角色和功能，他们彼此依赖，互相影响。每个家庭成员的变化都

会影响到家庭，而家庭的变化也对每个家庭成员产生影响[14]。家庭成员中脑卒中患者的主要照顾者普遍存在不良心理状态，对自身的生活质量带来负面影响，不利于患者康复。为构建脑卒中患者的社会支持网络，家庭需要作出以下努力：首先，照护患者时要关注其自我效能感的高低，发挥其在治疗过程中的能动作用，对患者取得的进步给予鼓励和表扬，增强患者战胜疾病的信心。其次，建立照顾者之间交换照护经验的渠道，加强他们的信息支持，为患者提供更好的照顾。

（三）发挥社区能动作用，提升患者生活质量

为构建脑卒中患者社会支持网络，社区需要作出以下努力：首先，社区须综合利用社区资源，加强自组织的培育，积极开展多种活动，增加社区脑卒中患者，尤其是独居者与外界交流的机会，丰富日常生活，扩大社会支持网络，促进邻里和谐[15]。其次，提供社区脑卒中患者的照护服务，使照护者能有更多时间和精力应对工作，降低家庭经济负担；社区医疗人员定期提供上门指导照顾服务，提高脑卒中患者的居家照顾水平；社区加强脑卒中的宣传与筛查工作，排查高危人群，提前预防。最后，社区应为脑卒中患者及家庭提供政策咨询服务，协助符合条件的患者及家庭申请政策补助，缓解家庭和社区负担。

（四）落实政府改革措施，完善医保制度体系

政府作为国民权利的保障者，对脑卒中患者支持的力度很大，在建设脑卒中患者社会支持网络方面发挥着重要作用。为构建脑卒中患者社会支持网络，首先，需要细化落实医保制度改革的各项具体工作，把握节奏适度前行，建立评估机制，切实开展容错纠错工作，不断推进各项改革；其次，助推康复医疗事业的发展，完善我国康复治疗制度体系，培养更多康复型人才；再次，推进分级诊疗制度的建设与完善，形成上下联动、渠道畅通的合作模式，合理利用医疗资源，缓解医疗资源部分紧张部分浪费的困境；最后，可以将脑卒中患者的部分社区医疗护理服务项目纳入医疗保险范围内，这样不仅可以使患者得到更好的医疗护理，还降低了家庭的经

济负担，这对于非在职者的意义重大。

（五）非政府组织作补充，凝聚社会公益力量

为构建脑卒中患者社会支持网络，非政府组织需要作出以下努力：首先，发挥自身能动性的作用，拓宽筹资渠道，多方筹集资金，坚持诚信为本的战略，建立稳固筹资平台[16]。其次，建立脑卒中患者自助互助组织，定期开展融合医务人员、家庭成员、脑卒中患者等多方参与的活动，发挥同伴支持的作用，不仅能改善照顾者的生活质量及心理弹性水平，还能改善病人的生活质量，促进其康复[17]。

结语

脑卒中患者由于身体上存在的功能障碍，在日常生活、社会交往方面往往受到极大限制，需要社会各界给予精神、物质及照护支持，协助患者度过漫长的康复期。而现存的社会支持过于碎片化，未能形成一套运行良好的机制，因此如何建立一套运行良好、全面完善的脑卒中社会支持网络成为促进脑卒中患者康复，减轻患者家庭压力的关键所在。

参考文献

［1］兰天，呼日勒特木尔．脑卒中流行病学现状及遗传学研究进展［J］．疑难病，2015，14（9）：986-989.

［2］詹洪春，何晓．王陇德院士谈我国脑卒中防控现状［J］．中国医药科学，2011，1（22）：3.

［3］中华医学会神经病学分会，中华医学会神经病学分会神经康复学组，中华医学会神经病学分会脑血管病学组．中国脑卒中早期康复治疗指南［J］．中华神经科，2017，50（6）：405-412.

［4］蔡小娟，陈艳．我国脑卒中流行及防控现状［J］．广东医学，2019，v.40，218-221.

［5］郭红梅．延续性康复护理干预对脑卒中患者生存质量的影响［J］．中外女性

健康研究，2019（7）：154，156.

[6] 徐淑娟. 家庭支持对脑卒中患者生活质量影响的探讨［J］. 当代护士（学术版），2007（1）：84-85.

[7] 田晓华，冯玉如，陈长香. 家庭、社区、社会支持对脑卒中老年人一般自我效能的影响［J］. 护理研究，2016，30（20）：2532-2534.

[8] 杨勤. 医改 未来10年如何走［N］. 中国劳动保障报，2020-03-13（003）.

[9] 杨红红，吕探云，徐禹静. 脑卒中病人居家主要照顾者负荷水平与社会支持度的相关性研究［J］. 中国实用护理，2005，21（5）：6-8.

[10] 席淑华. 脑卒中病人家庭护理手册［M］. 上海：上海科学技术文献出版社，2011.

[11] 雷良蓉. 脑卒中患者社会支持与自我效能的相关性［J］. 中国老年学，2012，32（5）：1029-1030.

[12] 孙舒. 脑卒中患者家属的抑郁情绪状况及影响因素分析［J］. 中国保健营养，2018，28（6）：310-311.

[13] 云鹏. 脑卒中病［M］. 北京：科学技术文献出版社，2000：1-123.

[14] 付群. 青年出血性脑卒中病因及临床特征分析［D］. 大连：大连医科大学，2015.

[15] 许莉娅. 个案工作（第二版）［M］. 北京：高等教育出版社，2013.2.

[16] 黄金铭，田洋，李静，等. 成都市社区脑卒中患者主观幸福度及其相关因素分析［J］. 实用医院临床，2019，16（2）：21-25.

[17] 徐小炮，王利燕，尹爱田. 关于我国非政府组织参与艾滋病防治的思考［J］. 中国卫生经济，2007，26（4）：32-34.

浅议医务社会工作中的志愿者服务的
困难与应对策略

张会会　　陈会全

　　随着社会发展水平的不断提高，志愿者服务作为社会文明进步的重要标志，在医务社会工作中的作用日益彰显。本课题围绕医疗机构医务社会工作和志愿者的服务模式展开讨论，分析医疗机构医务社会工作中的志愿者服务存在的问题与应对策略。本文首先简单介绍了医务社会工作中志愿者服务的发展，以及医务社会工作中医务社工和志愿者的服务形式和内容，然后从医务社工视角，总结和归纳出志愿者服务的困境：当前医务社会工作中的志愿者服务形式化严重，志愿者服务的专业化程度不高，管理机制不成熟。对此，提出了几点建议：志愿者服务采用项目化运作模式，建立志愿者培训制度，健全志愿者服务激励与保障机制，完善志愿服务管理机制，希望对医疗机构社会工作与志愿者服务提供借鉴和参考。

一、问题的提出

　　随着现代医学专业化程度不断提高，医学模式已经从传统医学模式向现代生物—心理—社会模式转变，人们对健康的需求不再只是渴望身体上的康复，而对心理需要及社会关系也越来越重视，这就需要专业医务社会工作者的介入。针对不同医疗机构的不同情况，医务社会工作为有需要的服务对象提供专业服务，帮助其解决存在的问题，恢复和发展其社会功能。医务社会工作在医疗机构扮演着越来越重要的角色，越来越多的医务社会工作需求只靠现有的医务社会工作者很难满足，这就需要志愿者的帮助和支持，协助医务社工在医疗机构开展医务社会工作，帮助患者恢复和发展其社会功能，共同为医务社会工作助力，采取以专业医务社会工作者为主导、以医院志愿者服务为主体的联动服务模式开展医院志愿服务活动，为提高医疗机构服务品质提供了重要帮助。

志愿服务起源于 19 世纪初西方国家的慈善服务，经过百余年的发展，志愿服务已经成为人类社会文明进步的标志，并且已经逐渐步入规范化、系统化、事业化和组织化的发展道路。2010 年 12 月 3 日，卫生部、中国医院协会在北京成立中国医院协会医院社会工作暨志愿服务工作委员会，大力倡导医院志愿服务，工作委员会致力于积极推动全国医院社会工作与志愿服务的研究与发展，标志着我国医务社会工作中的志愿者服务迈入了新的规范化和事业化发展轨道。为了保障志愿者、志愿服务组织、志愿服务对象的合法权益，鼓励和规范志愿服务，发展志愿服务事业，培育和践行社会主义核心价值观，促进社会文明进步，2017 年 6 月 7 日，国务院第 175 次常务会议通过并公布了《志愿服务条例》，自 2017 年 12 月 1 日起施行。《条例》对志愿服务的基本原则、管理体制、权益保障、促进措施等作了全面规定。对志愿服务事业的发展起到了重要作用。我国医务社会工作及志愿服务工作步入规范化、事业化发展的新阶段。

随着志愿服务活动在医院中的开展，志愿者服务活动在医务社会工作中的成效显著。同时也存在着志愿服务形式单一化、专业化水平不高、管理机制存在缺陷等问题，在一定程度上影响了志愿服务效果及医务社会工作的发展。

二、医务社会工作中的志愿者服务概述

《志愿服务条例》中对志愿者及志愿服务有明确规定：志愿者，是指以自己的时间、知识、技能、体力等从事志愿服务的自然人；志愿服务，是指志愿者、志愿服务组织和其他组织自愿、无偿向社会或者他人提供的公益服务。综上，志愿者服务，是指以自己的时间、知识、技能、体力等的个人自愿、无偿向社会或他人提供的公益服务。志愿者服务涉及多个领域，其中医务社会工作中的志愿者服务，是指志愿者自愿围绕

医疗服务开展志愿服务，医疗机构为志愿者提供服务平台向患者奉献爱心。

医务社会工作与医院志愿者服务紧密相连，以专业医务社会工作的理论与工作方法，引导更多的志愿者参与到医务社会工作中，这一模式逐步被推广。医务社会工作者与志愿者服务存在着密不可分的关系。一是互补性。医务社工能够以专业化的工作方法与理论技巧提高志愿者的服务水平，整合志愿者服务队伍，推动志愿服务向规范化、专业化方向发展，而志愿者在一定程度上弥补了医务社会工作中的人员不足问题。此外，志愿服务相对于医务社会工作来说更被大众所熟知，引导志愿者开展医务社会工作更有利于提高社会大众对医务社会工作的认知程度，帮助将社会工作推广到更为广泛的人群。二者互补合作，相互促进。二是共同性。医务社工和志愿者服务都具有助人性和公益性，医疗机构设立医务社会工作部，开展志愿服务活动，为医院和病人提供专业化服务，拓展了医院的服务功能与内涵，都在一定程度上提升了医疗服务的品质，推动医疗机构的发展。

不过，医务社会工作者与志愿者也存在着本质性的差别：医务社会工作者必须具备一定的从业资格，为医疗机构提供职业化的服务，而招募的志愿者可以没有任何专业的限制。在国内已有的实施医务社工和志愿者服务联动模式的医疗机构中，例如上海徐汇区中心医院、湖南省中南大学湘雅医院、嘉兴市第二人民医院等医疗机构都是采用以医务社工为主导，以志愿者服务为主体的医务社会工作志愿服务联动机制。在医务社会工作中，社工处于服务的主导地位，医务社会工作部根据医疗机构情况及患者情况，设立志愿服务的人数、岗位职责、工作标准及内容，而志愿者则在医务社工的专业指导下，在院内开展志愿服务活动。

近年来，医院志愿者队伍建设也越来越受到国内外学者的关注，很多医院开展了不同形式的志愿服务活动。开展医务社会工作和医院志愿者工作是维护创建和谐社会、和谐医院的需要，是促进医疗卫生事业发展的需要，同时也是顺应医疗服务模式转变的需要。志愿者在医务社会工作者的指导下以患者为中心，开展多样化的志愿服务能够有效提升患者的就医体验，优化医疗机构的服务品质。

医务社会工作中医务社工及志愿者的服务形式和内容，如表 1 所示：

表 1　医务社工和志愿者的服务形式和内容

	对象	服务内容
医务社工	对患者及其家属	1. 为患者提供情绪疏导、心理支持、解疑释惑和信息提供等个案服务； 2. 以小组工作的形式为患者提供专业信息介绍和康复干预服务，并鼓励患者进行治疗和康复经验分享等； 3. 病房探望，定期前往病区及时了解患者的需求和困难、心理情绪反应变化和对医疗机构及医护人员的满意度等； 4. 资源链接者。为有需要的患者提供社会资源的渠道，如转介服务，经社工链接相关资源后，将有需求的患者转介至相关机构，例如医养结合的医院等；动员院内外相关部门开展相关公益活动和慈善医疗服务项目，为接受治疗的贫困患者提供帮扶和资助
	对志愿者	1. 招募和管理志愿者参与医院志愿服务，包括组织策划、人员安排、岗位设置，职责、激励等的统筹安排； 2. 对志愿者进行专业化服务方法和理念的培训； 3. 对志愿者参与服务的过程及效果进行督导和评估
	对医疗机构	1. 医务社工定期针对患者不同情况向医疗机构的住院患者分发健康与疾病防控宣传资料，图书借阅管理等； 2. 定期在特定领域内开展调查，以评估分析医疗机构的服务状况、患者满意度调查，了解患者就医感受，从而给出医疗机构整体服务的改进建议等
	对医护人员	医护人员将医疗过程中患者的心理、需求及行为变化反馈给医务社工，医务社工制订计划解决患者需求及问题
	对社会	1. 医务社工运用医疗机构和社区资源，组织医护人员共同为有需要的社区居民提供健康宣教咨询、公益讲座、义诊活动和大型健康服务项目开展等服务； 2. 提供爱心捐助的平台； 3. 资源整合。整合社会提供的资源，例如与爱心企业、社会组织进行资源对接

续表

	对象	服务内容
志愿者	对社工	1. 协助医务社工开展个案、小组、社区等服务； 2. 提出建议； 3. 向社工反映在从事志愿服务过程中遇到的问题； 4. 协助医务社工开展其他工作
	对患者	1. 病房探访，前往病区为患者提供心理支持和鼓励； 2. 参与医务社工组织的病友小组活动，协助医务社工开展活动，有相同经验的志愿者分享自身的经验，并以互动的形式对患者进行支持和鼓励
	对医疗机构	门诊导诊服务。志愿者向门诊患者提供医疗机构的相关信息，有序引导门诊患者就医，维护医院的就诊秩序，陪同有需要的患者问诊并到达治疗科室就诊，等等

三、医务社会工作中的志愿者服务存在的困难

（一）志愿服务形式单一，形式化严重

志愿者服务行政化、形式化严重，在医务社会工作中志愿者服务依然停留在"活动"层面上，偶发性的活动较多，持续性的行动较少，广泛存在服务表面化、形式化、行政化的现象。志愿者性质单一，旱涝不均，在省级及地市级医院中参与志愿服务的多为退休人员、大学生等，平时均可参与志愿服务，但县级医院志愿者招募的对象由于受到知识层次、志愿服务意识淡薄等因素限制，社会人士参与志愿服务的性质不高，在志愿者招募上费心较多，成效不大。医务社会工作中的志愿者服务仍然面临着不小的困境与挑战，一定程度上阻碍了医务社工与医院志愿服务的深入发展。

志愿者服务形式单一且创新性不强，将成为阻碍医务社会工作及志愿服务发展的瓶颈。就笔者之前在 C 医院社工部的实习经历而言，医务社工在医院康复科建立了病人资源中心，强调以病人为中心提供连贯的服务。

志愿者协助医务社工运用病人资源中心在医务社工的指导下为患者开展志愿服务，主要有患者新入院评估、病房探访、满意度调查、宣传资料和图书的借阅整理、工伤康复病人的跟进处理，帮助有需要的患者链接资源转介下级医院。

（二）志愿者服务的专业化程度不高

1. 志愿者缺乏志愿服务专业知识与技能

医务社工对志愿者的介入存在不足，医务社会工作者对志愿者的培训和督导工作没有落实到位，导致志愿者在服务过程中专业化程度不够。

2. 志愿者本身对医务社工和志愿服务的认识不够全面

由于医院环境的特殊性，医院志愿服务和其他志愿服务不一样，志愿者在从事医务社会工作志愿服务时，只是单纯地配合医务社工，个人反思比较少，两者的互动交流较少，对医务社工及医院志愿服务的认知程度低。

3. 医务社会工作者的管理方式上存在的问题

在医务社工和志愿者联动服务模式中，医务社工处于主导地位，志愿者常常协助医务社工开展医务社会工作。管理模式刻板化，"命令型"的管理模式是管理者最常用的一种，管理者存在非专业性和零散性等问题，医务社会工作者自身专业知识欠缺，常常会导致志愿者在服务过程中遇到困惑，服务的专业化程度也不高。

（三）志愿服务管理机制不成熟

从志愿者的招募、培训，一直到志愿者服务结束，都要有规范的管理制度，才能使医务社会工作和志愿服务顺利有效开展。管理体制不完善，会导致志愿者的热情快速消退、志愿者对团队归属感弱、志愿服务短期性的情况出现。医务社会工作中的志愿者服务体制建设中存在的一个重要问题是缺乏激励和保障机制。志愿服务本身具有公益性和无偿性，不健全的激励保障机制也会影响医院志愿服务的发展，造成招募困难，志愿者流失情况严重等问题。

四、应对医务社会工作中志愿者服务困难的对策与建议

（一）项目化运作模式

项目化运作作为一种高效的管理方式已经广泛应用于社会的各个领域。项目管理是提升医务志愿服务的有效载体，是医务志愿服务事业长久发展的趋势，是志愿服务实现效益最大化的保障。在医务社会工作中，志愿者服务采用项目化的运作模式并进行有效的项目管理，有利于推动医务社会工作和志愿者服务的品牌化和社会化，丰富服务内容。由于医疗机构环境的特殊性及服务对象的特殊性，服务项目须兼顾医疗机构的专业性、志愿者服务的专业性以及医务社会工作的专业性。设计和执行专业化服务项目，能够促进医疗机构及社会工作中的志愿者服务树立品牌，打造出品牌化的志愿服务，扩大影响力，引导志愿者更好地融入医院的服务体系，并为服务对象提供更优质的服务。

志愿服务项目的设计要针对服务对象的特殊性，兼顾志愿者的服务特性，设计服务项目以帮助患者身心减负，更进一步获得医院支持和社会的关爱，服务项目的设计还要涉及志愿者的培训内容，帮助志愿者更好地参与志愿服务。同时，还要充分考虑志愿者与服务项目的适配性，要考虑到服务对象的特殊性，还要使志愿者的爱心能够有效传递，保持志愿者的积极性，根据志愿者的特长、能力等特点不同，参与服务项目的实施环节风评也应不同。

（二）完善志愿者培训

1. 志愿者岗前培训

医务社工部在接受志愿者后，首要任务是对志愿者进行岗前培训，包括礼仪培训、医院概况培训、岗位职责培训，等等。礼仪培训包括坐姿、站姿、和患者交流的语言表达、正确洗手方法等。正式上岗前，由医务社工或者志愿者带领新入志愿者参观，对每个医疗机构各个岗位进行现场讲解和指导，帮助志愿者在上岗后更好熟悉服务内容。医务社工部可以拟定

志愿者服务操作手册，在岗前培训时发给志愿者。志愿者服务操作手册应该包括楼层分布表及方位、门诊流程、常见问题说明、岗位说明等，还应该包括志愿者的权利义务、服务的工作记录单、奖惩制度等。志愿者通过岗前培训达到志愿服务要求后方可上岗。

2. 建立阶段式培训服务机制

在医务社会工作者从事志愿服务过程中，社工部可以适当提供指导培训。培训内容包括医务社会工作专业理论、工作方法、志愿者服务精神、志愿者服务守则、志愿者服务宗旨及交流沟通的技巧，等等。可以采用小组讨论、经验分享、专题讨论、工作坊、志愿者交流会议等进行集体培训，也可以在志愿者服务过程中进行个别辅导的方式，及时发现和解决服务过程中遇到的问题。

（三）健全志愿者激励和保障制度

1. 建立健全医务社会工作中的志愿者长效服务机制

建立志愿者长效服务机制是推动医疗机构志愿者服务长远发展必不可少的条件。从志愿者招募到组织参与志愿服务，再到效果评估，除了精神上的鼓励外，物质上的奖励同等重要，提倡给予志愿者适当的交通补贴和餐饮补贴。此外，整个服务过程都应该注重对志愿者的激励，让志愿者体会到从事志愿服务的价值感和荣誉感。

2. 激励机制

为志愿者们统一发配志愿者服务徽章、志愿者服务证书、志愿者服务操作手册，根据志愿者服务评估绩效，定期召开志愿者表彰大会、颁发优秀志愿者证书并给予适当物质奖励，利用网络服务平台对先进志愿者事迹进行宣传报道，搜集志愿者与患者之间发生的感人故事、服务感受等汇编成册，在医疗机构宣传栏里发布。

3. 建立星级评定制度

医务社工部的负责人定期对志愿者服务进行跟进评估，建立志愿服务时数认证体系。根据服务情况，给予志愿者星级评定，从零颗星到五颗星。根据评估的服务时数、内容及服务对象的反馈和效果进行认定，并以两周或者一个月为周期进行统计，一季度进行一次统计表彰，让志愿者的服务成效可视化，发掘自身的优势与不足，看到志愿服务的价值，提高志愿者的被需要感和被认同感，以此激发志愿者的热情，增加志愿者参与医务志愿服务向前迈进的动力。

（四）完善志愿服务管理机制

1. 做好宣传和招募

医务社工通过医疗机构网站、微信公众号、杂志、电视等媒介做好宣传，推广医务社会工作的服务理念，吸引社会爱心人士的关注。也可以通过医疗机构的党委，建立志愿者服务队，向院内招募党员志愿者加入志愿者队伍，号召党员志愿者率先带动参与志愿服务，并协助医务社工进行医务社会工作与志愿者的宣传和招募。

2. 建立督导与评估机制

要做好志愿者的招募、培训、跟进和服务记录工作，建立督导与评估机制，制定评估形式和方法。一是针对志愿服务项目的评估，包括评估项目的适当性、效果、各方满意度、可持续性等。二是对志愿者服务的评估。如志愿者参与服务时有无违反医务社会工作价值伦理、有无对服务对象及其家属造成困扰、有无产生负面效果等。志愿者在提供志愿服务时接触到医疗机构的不同人群，医院和社会工作者要定期和志愿者进行交流，了解志愿者在服务中遇到的问题，收集志愿者服务过程中发现医院和医务社会工作中存在的问题。三是定期对志愿者服务进行督导，通过评估量表、工作记录、服务内容与时间、服务对象反馈等对志愿者服务进行评估。

3. 建立信息化网络平台

如今，互联网技术蓬勃发展，信息化网络平台建设已然成为必然要求。采用现代化网络信息平台，医务社工和志愿者通过注册，录入个人基本信息。平台将医务社会工作的工作方法、价值理念、服务范畴、相关知识以及医务社会工作及志愿者相关的政策动态等上传到网络信息平台，让志愿者在协助医务社工进行医务社会工作相关服务时，便于找到相关的资料进行学习。同时通过平台也可发布招募信息、志愿服务动态、重要通知，此外还可以利用平台通报表扬表现优异的志愿者，展示他们的风采，激励志愿者们。逐步完善信息平台后，还可以链接其他服务平台，例如医疗机构、高校平台等，便于招募更多的志愿者参与服务，推进医务社会工作志愿服务的专业化发展。

（五）增强管理制度的建设

制定志愿者参与医务社会工作志愿服务的完整制度标准。建议各个市区统一医务社会工作及医院志愿者服务标准，统一辖区医院的服务保障激励机制及志愿者的管理、跟进考核及评估方式。在统一标准下，鼓励医疗机构开展多元化的服务，提升医务社会工作中的志愿者服务品质。

五、结语

随着社会的需求越来越多样化，社会文明精神的不断壮大，志愿者服务也在不断增多，尽管医务社会工作中的志愿者服务仍然存在着很多的困难，出现志愿服务形式单一、专业化程度不高、管理体制不健全等问题，但是志愿者服务发展到今天，医务社会工作和志愿者服务的制度化和规范化势在必行。明确志愿者服务的重要性，发挥志愿者在医务社会工作中的积极作用，提高医务社会工作中的志愿者服务水平，完善志愿者培训体系，建立长效激励保障机制，建立健全志愿者管理体制，让志愿服务更加规范化和科学化显得尤为重要。

参考文献

［1］杜晓利. 富有生命力的文献研究法［J］. 上海教育科研，2013（10）：1.

［2］李宝梁. 高职院校《社会调查研究方法》教学中学生人文科学精神的培养：从"参与式观察"教学实践谈起［J］. 职业技术教育，2011（23）：79-81.

［3］朱建民，陆忆敏，赵桂绒，等. 构建医疗机构专业志愿服务体系初探：以上海徐汇区中心医院为例［J］. 中国医院，2013，17（4）：14-17.

［4］中国志愿服务联合会．中央文明委《关于深入开展志愿服务活动的意见》［EB/OL］．http：//www. cvf. org. cn/show/44. html，2008－10－08/2018－05－14．

［5］徐宏．项目管理在医务志愿服务工作中的应用和思考［J］．中国社会医学，2014，31（1）：11－13．

［6］中国医院协会．中国医院协会医院社会工作暨志愿服务工作委员会第一届委员会选举大会在京隆重召开［EB/OL］．http：//www. cha. org. cn/plus/view. php？aid＝7206，2010－12－03/2018－05－14．

［7］关于加强社会工作专业人才队伍建设的意见［J］．中国民政，2011（12）：39－41．

［8］黄素娟，李臻琰．完善志愿者培训机制，构建医院社工与志愿者联动服务模式［J］．中国医院，2017，21（2）：9－12．

［9］陈哲，范学工，欧阳鑫波，等．医务社会工作及志愿服务开展现状调查研究：以中南大学湘雅医院为例［J］．医学与哲学，2017，38（7A）：44－47．

［10］柴榕．北大人民医院社工对志愿者服务模式探索［J］．决策与信息，2013（7）：232－233．

［11］许廉，朱建民，赵桂绒，等．构建医务社会工作和志愿服务的联动发展模式［J］．中国医院，2014，18（6）：3－5．

［12］黄秋，周榕，杨鑫，等．本土化医务社会工作志愿服务联动机制研究［J］．卫生软科学，2016，30（10）：24－26．

［13］朱敏，易慧宁，钱坤，等．江苏省医院医务社会工作和志愿服务现状分析［J］．中国医院，2016，20（8）：6－8．

［14］莫藜藜．医务社会工作［M］．台北：桂冠图书公司，1998：10－17．

［15］王思斌．中国本土社会工作实践片论［J］．江苏社会科学，2011（1）：12－17．

［16］姚峥，王香平，张育，等．"志愿服务在医院"的实践探讨［J］．中国医院，2012，16（2）：60－62．

［17］任毅，吴文博，李力桢．高校附属医院开展医务社工志愿服务情况研究［J］．现代医院管理，2016，14（4）：43－46．

［18］江柳丽，陈军政，李毓芹．县级医院志愿者管理工作实践与探索［J］．中国医院，2015，19（1）：71－72．

［19］丁振明，郑素云，张一奇．医务社工视角下的医院志愿者团队归属感建设［J］．现代医院管理，2015，13（1）：44－47．

医务社会工作中的工伤康复实践

——以成都市工伤康复服务为例

林　燕　陈会全

21世纪的今天，我国经济高速发展，取得了累累硕果，但高速发展的背后也伴随着频发的安全事故。工伤康复职工在工伤康复过程中会遇到很多问题，除了医疗康复外，工伤康复职工还需要就缺少工伤政策的咨询、与用人单位的补偿协商、伤残适应等问题得到进一步帮助，单一医疗团队进行的工伤康复已经难以满足工伤康复职工多样化的康复需求，需要医务社会工作进行介入以弥补医疗团队的不足。社会工作者可以通过心理和社会层面的介入，帮助工伤康复职工解决心理和社会层面的问题和需求，实现"生理—心理—社会"的全面康复。

一、问题的提出

伴随着我国工业化的快速发展，工伤事故也呈现频发趋势。据统计，2016年认定（含视同）工伤人数为1036139人，工伤康复职工数量与日俱增。在工伤康复过程中，工伤康复职工往往会遇到很多问题但是不知道怎么解决，主要问题是缺乏对工伤政策的了解、不知怎样和用人单位协商、工伤后的伤残适应问题以及工伤康复后怎样回归社会的问题，只靠工伤康复职工和医院的医护人员是远远不够的。

医务社会工作作为一个新的社会工作分化实践领域，正以其独特的作用积极介入工伤康复。医务社工以其独特的工作手法和工作理念，能够介入工伤康复患者的心理疏导、伤残适应问题并且提供所需的政策咨询和相关资源链接的问题，对工伤康复事业也起到了积极影响和效果，既有助于工伤康复事业的发展，帮助工伤康复职工全面回归社会，也有助于丰富医务社会工作的内涵，促进医务社会工作的发展。

二、工伤康复职工的需要

（一）政策咨询

笔者在某工伤职工康复中心实习时发现很多的工伤康复职工不完全了解甚至不知道工伤相关法律政策和规定的待遇，不清楚自己拥有哪些应该享有的权益，包括对工伤保险条例、停工留薪期间待遇、伤残评级及其待遇问题等都不甚了解，造成了在接受完救治甚至康复后工伤康复职工不知道后续要做什么或者不知道自己能获得哪些补偿，从而导致他们得不到应有的补偿。所以需要有人在了解这群工伤康复职工具体信息的情况下有意识、有针对性地为他们提供法律政策的咨询和援助，帮助他们有目的、有计划地进行需要的工作准备。

（二）补偿协商指导

工伤康复职工区别于一般康复病人的特殊之处就在于要和用人单位进行工伤补偿的协商。在工伤预防、补偿、康复"三位一体"的保障体系中，工伤补偿仍然是目前最主要的工作内容，工伤补偿会直接对工伤康复职工及其家庭的经济和生活产生影响，所以该项内容对工伤康复职工及其家属都至关重要。除了用人单位勇于承担责任，主动跟进工伤康复职工情况，为工伤康复职工申请工伤认定和劳动能力鉴定，积极配合工伤保险相关工作，按照要求进行相关工伤补偿外，还有一些用人单位逃避自身责任，否认工伤事实，不按照法律规定支付补偿费用，这个时候工伤康复职工为了捍卫自身的权益，就必须和用人单位进行协商。若工伤康复职工不了解工伤法律政策、不知道自己的康复治疗环节、不明确自己对未来生活和工作的安排时，可能会导致与用人单位的协商结果不尽如人意，严重的还会影响到正在进行的康复治疗和未来的生活。此时需要医务社工有针对性地指导工伤康复职工如何与用人单位进行对话，减少弯路，不做无用之功。

（三）伤残适应的需要

伤残适应问题是每个工伤职工都会遇到的问题，他们在受伤前都是健全的，受伤后难以适应伤残生活，会产生抑郁、焦虑、抱怨、消极等心理障碍，这中间也存在着角色转换的落差问题。受伤前，他们可能是家庭的顶梁柱，或许是经济上的，也或许是精神上的，他们在日常生活中照顾家庭成员，但是受伤后工伤职工变成了被照顾的角色，变成了"弱势"的那一方，角色的改变可能会让工伤职工产生一种自我否定的认知，甚至有的工伤职工还会有一种自我厌弃的感觉，从心理上就否定了自己，无法接受伤残的现状。加上刚到医院，面对平时很少或没有接触过的环境和设施，不可避免地产生一种无措感。难以接受自己伤残的现状，陌生的医院环境，自己的工伤问题不知道怎么解决，对未来的不确定以及想要改善现状却不知该从何处下手的迷茫，这一切都会影响到工伤职工的康复和最后回归社会的情况。需要医务社工通过专业的工作方法和手段帮助他们认识并接受现在的自己，积极配合治疗，有计划地处理后续事项，最终回归社会。

（四）全面康复的需要

工伤康复着眼于"整个人"，从生理上、心理上和社会上等方面进行全面康复。从"工伤康复"的定义我们可以知道工伤康复有不同的康复阶段和内容，包括医疗康复、教育康复、社会康复和职业康复等。单就医疗康复来说，就有很多的治疗手段，如作业治疗、物理治疗、传统中医、言语治疗、心理治疗、假肢矫形，等等，单一的医疗科室所提供的医疗服务不能完全满足工伤医疗康复。即使满足了工伤康复职工的医疗康复，也未必能同时满足教育康复、职业康复和社会康复等内容，由此可见，工伤康复是综合性的，康复的需求是多样化的。片面的康复内容只能康复工伤康复职工的一方面，如果想要完整完全的全面康复，需要多方位的支持。

三、应对措施

（一）工伤康复的通常路径

结合成都市工伤康复流程图（如图 1 所示），可以知道工伤康复职工进行工伤康复的一般路径。

职工在确定工伤受伤后，应立即送往符合工伤保险协议要求的医疗机构进行医疗救治，在工伤职工进行医疗救治的时候，用人单位或者工伤职工的家属应该为工伤职工向医保局工伤处进行工伤事故备案，并且申请进行工伤认定。医疗救治后，对有需要进行工伤康复治疗的工伤康复职工，用人单位或其家属应及时向医保工伤处申请工伤康复，得到确认回复并且开具了康复治疗确认表后，到用人单位规定的工伤保险康复机构办理入院手续进行康复治疗，工伤保险康复机构拟订康复治疗计划并且通过审核后按方案期限进行康复治疗，期限内通过康复效果评估的工伤康复职工方可办理出院。

（二）应对措施

针对工伤康复职工在工伤康复过程中遇到的主要问题，目前的应对措施主要有两种：一是完善工伤保险协议康复机构的康复手段；二是医务社工介入工伤康复治疗，完善现有康复工作的不足。因为工伤康复需求是多样化的，工伤康复内容是综合性的，所以医院要提供综合性的康复服务，不能只在单一的医疗科室进行康复治疗，例如工伤职工康复中心就结合了医生、护理、传统治疗、物理治疗、作业治疗、言语治疗、社会工作、心理服务、假肢矫形服务 9 种服务。

随着从"生理治疗"模式到"生理—心理—社会治疗"模式的转变，医务社会工作成为现代医疗体系中的一个重要组成部分。医务社工介入工伤康复治疗，不仅能在医疗团队和工伤康复职工之间架起沟通的桥梁，让他们更直接有效地了解自己的康复进度和下一步康复计划，让

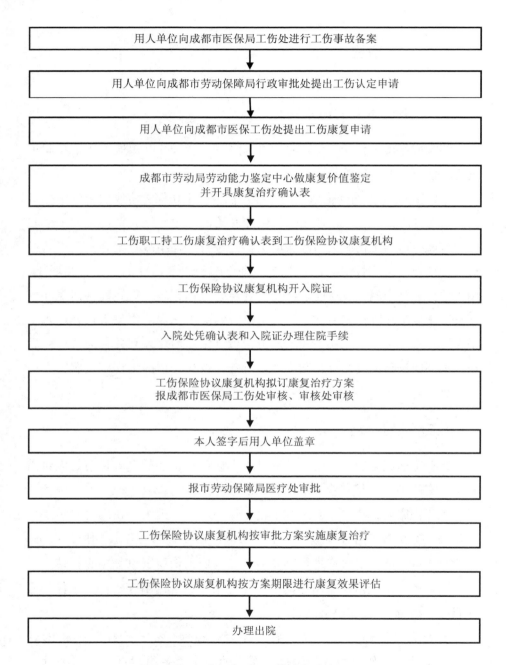

图1 成都市职工工伤康复流程

其认识到伤残情况能够改善，增强战胜困难的信心；更能介入其心理和社会层面，协助工伤康复职工尽快接受伤残事实，调整心理落差，转变自身角色，同时为工伤康复职工讲解工伤康复相关的法律政策，用人文关怀给予他们情感上的支持，在了解工伤康复职工具体信息的同时有计划地指导工伤康复职工和用人单位就补偿问题进行对话，帮助工伤康复职工及其家属解决遇到的困难以及制订复工计划和出院计划，弥补医疗团队更关注病人生理治疗，在心理和社会方面有所欠缺的不足，促进工伤康复职工的全面康复。

在工伤康复职工到该院工伤职工康复中心时，医务社工会初评他们的基本情况、需求和康复期望，通过评估分析需要跟进的工作，包括居家照顾、资源链接、健康教育、经济困难、情绪疏导、康复辅导、伤残适应、工伤跟进、雇主协调、政策咨询、家庭调适、小组介入、关怀服务、未来生计、出院计划等，并将了解到的信息及时反馈给医疗团队，共同制订出更全面可行的康复方案。

四、医务社工介入工伤康复的过程

结合成都市工伤康复流程，从工伤康复的阶段入手，探讨医务社工的介入。

（一）工伤医疗康复阶段

这一阶段，工伤康复职工进行医疗康复，主要在工伤保险协议医疗机构完成，起主要作用的是医护人员，医务社工起辅助作用。在这一阶段，医务社工的工作可以概括为三个方面：第一，为工伤康复职工提供危机干预服务。在进行医疗康复时，工伤康复职工的身体问题可能会对本人的心理造成巨大影响，伤后的自我接受程度、角色的转换、陌生医院环境的不适应都会影响到工伤康复职工的康复结果，严重时甚至会有过激行为甚至轻生的念头。此时医务社工应采取危机干预措施，介入工伤患者的心理，协助其熟悉医院环境、适应角色转换，并帮助工伤康复职工舒缓由陌生环境导致的紧张、焦虑、不安等情绪并积极配合后续治疗。第二，收集工伤康复职工的相关信息，包括个人资料、家庭信息、职业背景等，为工伤康复职工的医疗康复提供资料信息。第三，在医疗康复过程中，通过不同形式为工伤康复职工讲解相关病情和康复知识，让他们有准备地面对接下来的一系列康复治疗，明白每个环节的作用，对康复充满信心。

在这一阶段，正常情况下用人单位已经向有关部门进行了工伤事故备案并提出了工伤认定和工伤康复的申请，在医保局工伤处开具了康复治疗确认表的情况下，持工伤康复治疗确认表到与用人单位签订了服务协议的工伤保险协议康复机构开入院证，最后凭确认表和入院证办理工伤入院，只有这样最后康复中心拟订的康复治疗方案经过审核最终实行的时候所产生的费用才能申请工伤保险基金进行支付，否则，将由工伤康复职工自行支付。在遇到没有按照常规流程进行工伤康复的工伤康复职工的时候，医务社工应该在发现的时候及时采取措施，为工伤康复职工详细讲解具体流程，和工伤康复职工一起分析出现问题的原因，在找到问题的情况下医务社工应督促相关人员，即用人单位、工伤康复职工及其家属或者医院工作人员，完善办理相关程序，协助工伤康复职工顺利入院进行康复治疗。

（二）工伤教育康复阶段

这一阶段穿插在医疗康复过程中和完成后。医务社工此时不仅要让工伤康复职工了解自己的病情恢复情况，也要对他们将要进行的康复环节有所了解。为工伤康复职工提供政策咨询、雇主协调、康复指导等服务，让工伤康复职工了解法律政策规定的应该享有的权益，工伤康复的流程等，共同制订下一步计划，在适当的时候提醒并督促工伤康复职工进行相应的行动。

（三）工伤社会康复阶段

在这一阶段，应该主要在工伤保险协议康复机构按审批通过的治疗方案对工伤康复职工进行康复治疗的过程中进行。从工伤康复职工的心理、人际关系及其所处的环境进行介入。首先运用个案面谈等工作方法，让工伤康复职工从内心接受自己的现状，包括自己的伤残、角色转换和生活的变化等，帮助他们重新建立自信；其次可以运用小组、工作坊等方法帮助工伤康复职工改善人际关系，动员他们的家庭、朋友、同事，开展同质性小组活动等，让工伤康复职工重新回归群体中，为回归社会做铺垫；最后运用社区活动等营造一个良好的外界环境，为工伤康复职工创造一个健康和谐的环境。

（四）工伤职业康复阶段

这一阶段，医务社工的工作是非常重要的。医务社工和医疗团队要对工伤康复职工进行一个非常详细系统的评估，包括心理状况、身体素质、能力限度、技术水平等，在此基础上和有需要的工伤康复职工一起制定重新就业的目标和计划，也就是复工的目标和计划。如果工伤康复职工不考虑复工问题，医务社工应考虑和工伤康复职工一起就出院后会经常进行的行为及其所需要的功能进行分析，分析整理后的结果反馈给治疗师，由治疗师进行重点功能的治疗训练，保证出院后工伤康复职工能尽可能正常地生活。针对制订了复工计划的工伤康复职工，就所制定的复工目标，协调应当进行的相关康复治疗，加强恢复其复工所需的身体相关功能。在工伤康复职工进行治疗时，医务社工可以根据工伤康复职工复工的目标有针对性地提供相关的劳动力市场就业信息，工伤康复职工复工后，也要进行后续信息跟进。

这一阶段，应该是在康复治疗的后期，医务社工应该在工伤康复职工医疗团队间做好沟通协调工作，在康复治疗方案期限内完成。最后工伤康复中心按期限进行康复效果评估，对达到评估标准的工伤康复职工，医务社工、医疗团队及工伤康复职工和其家属应共同制订出院计划，保证工伤康复职工顺利出院；未达到评估标准的，按照具体情况，建议工伤康复职工再次申请工伤康复，重新办理入院。

五、关于完善工伤康复的建议

(一) 加强医务社工人才队伍的建设

为了帮助工伤康复职工更好地进行全面康复，提供更高效优质的服务，应该加强医务社工人才队伍的建设，培养一支医务社工队伍。不仅要制定一套相对完善的培养体系，配备充足的专业督导进行指导，更要理论和实践相结合，从实际需求出发，加强医务社工对医学知识和相关政策法规的学习，切实提供服务对象所需的服务。

医务社会工作兼有社会工作与医学跨学科特点，医务社会工作者为其所服务的对象提供服务时会运用健康照顾服务和医务社会工作理论、政策以专业社会工作价值观为基础开展具体的服务。因此加强医务社工医学知识和法律政策学习是必不可少的。医院应不定期安排不同医疗人员对医务社工讲解基础医疗专业知识，这样既帮助医务社工了解开展工作时必要的常识，避开影响病情的不利因素，在康复过程中传递正确有用的信息，又可以提高他们对医院工作的认同感及综合沟通能力，为患者提供更为全面的服务。笔者认为最为重要的是注重医务社工对相关法律政策的学习和运用，在具体服务尤其是在协助工伤康复职工康复过程中，医务社工需要对工伤康复职工进行工伤康复教育，其中最主要的就是提供工伤政策的指导，让他们了解法律政策规定他们所享有的权益，根据规定他们在之后的康复过程中应该有计划地做些什么以及利用法律政策他们怎样能更有利和用人单位就补偿进行对话，这一切都需要有充足的法律政策知识作为支撑。

(二) 进行源头防范

"十二五"期间，工伤预防、补偿、康复"三位一体"的工伤保险制度体系已经初步形成，其中全面推进工伤预防工作是完善"三位一体"工伤保险制度体系的重要工作，工伤预防说是源头预防也不为过。加强劳动

者关于工伤的防范知识和康复意识的教育，增强他们的安全防护意识和能
力，有助于劳动者在工作中保护自身安全，减少工伤事件，也能帮助劳动
者了解工伤康复过程中应享有的权益。在工伤预防工作中，关键是要明确
工伤预防的主体责任是用人单位，工伤预防工作的实施主体也是用人单
位。用人单位要加强工伤预防的宣传工作，在工作地点的显目位置张贴安
全和工伤防护标语，给职工发放安全生产手册和工伤预防知识宣传资料。
人社部门作为工伤预防工作的主管部门，要建立部门协作机制，形成工作
合力；会同有关部门确定预防工作的重点领域，做好流程管控和项目验收
评估；做好面向社会和中小微企业的工伤预防工作，确保基金的合理
使用。

（三）工伤保险协议康复机构网点建设

《工伤保险条例》第三十条规定："工伤职工到签订服务协议的医疗机
构进行工伤康复的费用，符合规定的，从工伤保险基金支付。"这说明要
想工伤康复费用最后能够从工伤保险基金中进行支付，就必须到与该用人
单位签订了服务协议的工伤保险协议康复机构进行工伤康复。但就成都来
说，2018年成都市符合要求的工伤保险协议医疗机构共129家，但是工伤
保险协议康复机构只有5家，其中一家仅对配置辅助器具的工伤人员进行
康复治疗。"无定点不康复"，面对数量众多的工伤康复职工，他们只能到
有限的工伤保险协议康复机构才能进行康复治疗，这些康复机构与他们的
距离远近不一。虽然前期康复过程中可以进行住院康复，但对达到出院标
准后依旧要进行定期门诊康复治疗的工伤康复职工来说，他们必须克服远
距离障碍，在家庭和康复机构间来回奔波，这样才能保证康复治疗效果和
治疗费用能从工伤保险基金中进行支付。

在政策支持以及条件允许的情况下，符合工伤保险协议康复机构要求
的医疗机构通过申请成立新的工伤保险协议康复机构，工伤保险协议康复
机构网点的扩大不仅能增加用人单位对签订服务协议的康复机构的选择，
方便更多的工伤康复职工就近接受康复治疗，也有利于距离较近的工伤康
复职工方便以门诊形式继续进行工伤康复治疗，减少医疗资源的占用，为

更有需要的工伤康复职工腾出空间。

同时督促工伤保险协议康复机构成立"社会工作科"，组织医务社工人员开展工作。可以采取机构购买，或者政府购买的形式购买医务社工的服务，确保医务社工在医院的工作位置。对已经成立了"社会工作科"的康复机构，需要制定医务社工工作规范和评估监督机制，确保医务社工工作的有序正常开展和工作效果。

（四）加强对工伤体系的宣传

部分工伤职工只知道进行工伤医疗救治，在医疗救治完成后就返回家庭，边静养边和用人单位协商补偿问题，没有工伤康复的概念，这反映出社会对工伤保险体系了解不足的问题。因此，加强宣传力度，让更多人了解工伤预防、康复和补偿"三位一体"的工伤保险制度体系，知道在认定为工伤之后自己享有什么权利和待遇，提升社会对工伤保险体系的认知程度是十分有必要的。

加强政策宣传力度，借助现代传媒的手段，大力宣传和普及工伤保险体系和工伤康复制度的相关内容，宣传普及的对象不仅包括广大的工人职工及其家庭，还应包括各级康复机构的管理者和康复服务的提供者，更要涵盖全体公民。内容包括工伤康复的内涵和作用、工伤残疾预防体系、工伤康复的申请程序以及工伤康复的基本常识等，提升整个社会对工伤保险体系的认知。医务社工在医疗机构内直接接触病人群体，并且作为医疗机构的工作人员会和医疗机构的管理者和服务提供者产生工作交叉，可通过开展讲座、问答竞猜、宣传单发放、小组活动等多种形式开展宣传工伤体系的活动，普及工伤体系知识。对加强对工伤体系的宣传拥有明显的优势，具有积极作用。

结语

通过对工伤康复个案的分析探讨工伤康复职工的问题、需求和应对措施，可以发现医务社工在工伤康复过程中是不可或缺的。当前医疗团队还是更注意工伤康复职工在医疗上的康复需求，医务社工的介入能弥补这一不足，为工伤康复职工在政策方面提供咨询，协助工伤康复职工尽快适应医院环境和接受工伤伤残后的自己，结合工伤康复职工的具体信息为工伤康复职工提供针对性的指导意见，让他们能够更有把握地与用人单位协商补偿问题，与工伤康复职工共同制订康复和复工计划，实现工伤康复职工全面回归社会。要实现工伤康复职工的全面康复，医疗团队和医务社工的工作同等重要。

总之，医务社工的介入能更全面地满足工伤患者的需求，相较于常规的干预方法更符合以人为本的医疗理念，能更好地帮助工伤康复职工早日恢复，尽快回归社会。

参考文献

［1］包冬冬．"建筑业参保仍是核心工作"：记 2017 年全国工伤保险工作座谈会［J］．劳动保护，2017（08）：59－61.

［2］李雅倩，李丹阳，刘博维．医务社工进驻医院的可行性分析及模式探索［J］．管理观察，2015（08）：142－144.

［3］林玲玲．上海工伤康复研究［D］．上海：华东政法大学，2013.

［4］赵胥弘．完善我国工伤康复制度的思考［D］．华东政法大学，2013.

［5］康俊霞．个案工作在工伤患者服务中的应用［D］．武汉：华中科技大学，2013.

［6］成都市医疗保险管理局．2018 年工伤保险协议服务机构名单［EB］．成都市人力资源和社会保障局官网，2018－05－03.

［7］蔡文星．社会工作介入工伤康复的路径探索［J］．中国劳动，2012（06）：21－23.

［8］饶惠霞，唐丹，欧阳亚涛，等．论工伤康复服务体系的构建与完善——基于广东省国家级工伤康复基地建设的研究［J］．特区经济，2010（12）：129－131.

［9］中国医院社会工作制度建设现状与政策开发研究报告（摘要）［J］．中国医院管理，2007（11）：1－3.

［10］胡斌．医务社会工作在我国大陆的发展策略研究［J］．吉林省教育学院学报（上旬），2015，31（06）：146－147.

［11］工伤保险条例［N］.人民日报，2011 - 01 - 04（021）.

［12］向春华.构筑工伤保险"三位一体"保障体系［J］.中国社会保障，2016（05）：14 - 16.

［13］孙树菡，毛艾琳.工伤康复的问题与解决［J］.北京劳动保障职业学院学报，2007（04）：9 - 13.

［14］张孟见.工伤康复制度发展及其社会工作介入［J］.人民论坛，2015（36）：140 - 142.

［15］刘枭，张涛.四川省成都市医务社会工作行业发展状况及路径探索［J］.中国社会工作，2017（36）：22 - 26.

［16］姜华.医务社会工作专业现状及教学实践模块——以北京社会管理职业学院社工系为例［J］.社会福利（理论版），2013（03）：54 - 57.

［17］张岭泉，王晶晶.北平协和医院社会服务部社会工作人才培养及其启示［J］.河北大学成人教育学院学报，2015，17（02）：107 - 110.

［18］李红玲，周顺林，胡秋生.我国的工伤康复现状［J］.中国康复，2012，27（01）：71 - 72.

［19］马雪莲.我国工伤康复制度的现状和发展路径初探［J］.劳动保障世界（理论版），2011（12）：20 - 25.

［20］刘继同.改革开放 30 年以来中国医务社会工作的历史回顾、现状与前瞻［J］.社会工作，2012（01）：4 - 10.

个案管理在工伤康复中的具体运用

——以某院 Z 工伤康复病人为例

黄旭阳　陈会全

本文关注的是个案管理在工伤康复项目中的运用，以生态系统理论为理论基础，以某工伤医院的康复职工 Z 某为服务对象，通过运用个案管理模式介入其康复过程，试图改善何某低落的情绪以及和家人的沟通等问题。

本文尝试呈现如何将个案管理运用于工伤职工病人及家庭的服务，并以个案管理的八大功能为脉络，逐步为工伤职工提供个人及家庭的判定及诊断、服务计划和资源确认、服务的执行和协调、评估等服务。通过一系列系统、科学的服务，本文认为，个案管理能够为面临多重问题的工伤职工及其家属提供完善、有效的服务，帮助其建立比较系统的资源网络，协助其获得一定的解决问题的能力，实现工伤职工顺利回归社会再就业，从而达到节省医疗成本、有效为工伤职工及其家属提供服务，实现社会工作助人自助的目的。本文也希冀帮助同行完善个案管理在工伤职工中介入的内容及方法技巧。

一、问题的提出

与我国工业化进程不断加快相伴而生的是工伤事故的增加。最近 10 年，我国每年发生的工伤事故呈持续上升趋势。频发的工伤事故和职业病风险给工人个人和社会带来了巨大损失。根据人力资源和社会保障部统计年鉴，2003 年全国工伤登记 30 万人，2005 年翻了一倍突破 60 万人；2008 年认定工伤 95 万人，评定伤残等级 38 万人；2010 年认定工伤 114.1 万人，评定伤残等级 41.9 万人，工伤人数接近 2006 年的一倍。需要留意的是，以上数据是仅仅被统计到的工伤认定，还有很多因各种原因没有得到工伤认定但已经遭受职业伤害的病人。

2013 年，为进一步规范和加强工伤康复管理工作，人力资源和社会保障部在总结 2008 年劳动部下发的相关法规后制定出《工伤康复诊疗规范（试行）》和《工伤康复服务项目（试行）》。规定指出，工伤保险行政管理部门和经办机构要密切配合，积极协调有关方面，特别是结合贯彻《国家发展改革委、卫生部、国家中医药管理局关于规范医疗服务价格管理及有关问题的通知》（发改价格〔2012〕1170 号），认真做好《工伤康复服务项目》和《工伤康复诊疗规范》的实施工作。目前，在我国的工伤康复试点工作中，广东省工伤康复中心已经开展了心理康复和职业康复，其他地区仍主要以身体康复为主，特别欠缺针对工伤职工的心理康复、职业康复和社会康复，不利于激发工伤职工多方面潜能，阻碍其顺利回归社会。国外、我国香港和我国台湾等地区的经验表明，社会工作因其独特的助人自助价值理念和专业的工作方法，介入工伤康复后能够卓有成效地开展工作。

伴随着我国社会工作专业的快速发展，个案管理近年来也引起了国内社会工作研究者的重视，在社区照顾、戒毒社会、社区矫正工作等领域均被逐步关注并加以应用。张婷婷认为，个案管理模式作为一种从个案工作中发展出来的新的工作方法，能更有效地适应现代工伤康复项目的多方面需求。个案管理的目的是与个案共同找出当前所面临的问题，共同计划，为个案链接资源，提供服务，解决困难。张玲、刘军忠在工伤职工职业康复和社会康复的实例分析中，采用的是症状自评量表、社会支持系统量表、罗氏指数矩形分析量表，对 378 名工伤职工进行评估，评估结果显示，工伤职工普遍存在不同程度的心理障碍，而能否取得社会支持对于工伤康复的顺利进行有着重要影响。

笔者实习的成都市某医院康复医学科，借鉴了广东省工伤康复中心的经验，开始引入医务社会工作者介入工伤康复过程，并积极探索通过个案管理模式介入工伤康复。

二、Z 职工的需求分析

Z 职工，河南许昌人，42 岁，小学文化，2016 年 6 月 20 日前往成都十陵从事修地铁工作，6 月 27 日在上早班的过程中不幸从 2 米高的操作台阶上跌落导致右手臂活动受限，随后送至十陵某诊所医治，见其没大碍，负责人要求 Z 回单位宿舍吃药疗养，一段时间后 Z 觉得手臂功能恶化并报告单位负责人，遂送至成都市某院骨科拍片检查，骨科诊断病情后开药，Z 再次回单位宿舍吃药疗养。6 月 29 日晚，Z 再次向单位负责人反映自己的病情后，单位决定送 Z 到成都市工伤职工康复中心康复医学科办理入院。工伤康复是按照"先治疗康复、后评残补偿"和立足于"基本康复"的原则，利用现代康复的手段和技术，为工伤残疾人员提供医疗康复、职业康复等服务，最大限度地恢复和提高其身体功能以及生活处理能力、劳动能力，让其重返工作岗位的一项医疗服务。工伤康复也是中国社会工伤保险的三大职能之一。

医生把 Z 工伤职工转介给社工后，社工对他作了出院病人的初评以了解其基本情况，待社工评估后得出该病人正面临着情绪困扰、复工、工伤康复、生计等一系列的问题，社工打算把该病人作为个案跟进。待社工说明意图及期望，并表示自己能够帮助到 Z 后，Z 也愿意与社工一起面对这段艰难的时刻，于是与社工建立契约，专业关系正式建立。

（一）身体层面

1. 部分生活自理困难

Z 被诊断为右手肘关节腱鞘炎，其症状表现主要是右手肘关节处疼痛，伸直或弯曲都有疼痛，同时伴有红肿。笔者在和 Z 的接触中发现，Z 右手的功能基本弱化，虽然不影响 Z 平时的洗漱、吃饭等，但如果需要双手配合做事对 Z 十分困难，如穿衣、洗澡等。

2. Z 休息严重不足

由于症状的特殊性，Z 睡觉时必须保护好自己受伤的手臂避免二次受伤，在一定程度上影响了 Z 的休息；除此之外，康复医学科住院病人大部分是脑卒中患者，基本上每位病人都会有自己的亲属陪伴照顾。Z 所住的病房为 6 人间，所以每晚 Z 的病房远不止 6 人。夜晚病人的吵闹及部分陪伴家属的打鼾严重影响了 Z 的日常休息。

3. 病症与工作要求相冲突

Z 的症状为右手肘关节活动受限，然而 Z 受伤之前的工作为重型体力活，绝大多数时候需要使用手臂的力量，突然的伤病让他觉得难以胜任工作岗位，加上康复效果不明显，让 Z 内心越发矛盾。

（二）心理层面

1. 难以接纳自我

面谈时，笔者了解到 Z 害怕有人看到他伤后笨拙别扭的样子，所以在人面前他一般都尽量使用自己未受伤的那只手。社工从 Z 的治疗师那里也了解到，Z 更加关心自己日常生活中手臂的使用美观度胜过手臂功能的恢复，由此可知 Z 十分在意其外在形象，尽管当前伤势并不影响基本生存，但 Z 难以接受使用手臂时的别扭姿势。Z 来自河南，在成都没有一个亲戚，所以在最开始进入二医院康复医学科的时候怀揣着对环境的陌生感、对病情的担忧、对复工的牵挂，一个人处理所有的入院事情，其间遇到的困难难以想象。

2. 心系康复效果

只要在 Z 空闲的时候，他都会去问主治医生和治疗师自己多久能出院、手臂能恢复到什么状态、会不会影响他今后的生活等。哪怕已经得到需要一个疗程后看康复效果的答案，第二天 Z 依然会继续缠着医生们。因为在他看来，一个晚上过去后康复效果应该更加明显。

3. 康复与复工的矛盾

由于 Z 处于试用期，所以在住院期间用人单位只承担住院费及基本生活费等。作为家里唯一的经济来源，Z 最关心的是需要多久才能复工。只有自己尽快复工，才能为家庭带来收益，所以 Z 初期始终处于想复工与强制康复的矛盾中。得知自己手臂状况问题的严重性后，Z 打消了提前复工的念头转而专心做康复治疗。用人单位见 Z 一直不出院，担心住院费如滚雪球一般，又要求 Z 尽快出院复工；Z 的家庭由于不清楚 Z 的伤势情况，也催促 Z 尽早复工。于是 Z 再一次陷入康复治疗与强制复工的矛盾中。

4. 对康复训练的抗拒

Z 的日常恢复训练包括中频、蜡疗、OT 等项目。社工每次看见 Z 做治疗的时候，总是一个人在做抬手臂、捡豆子等作业治疗。当被问到做这些训练感受如何时，Z 表示在医院的日子实在难熬，康复治疗太无聊，做训练还不如早点回工地干重活。Z 急迫的复工情绪使 Z 看不见康复训练的科学性和有效性，而质疑康复训练的单一重复，不利于配合治疗师完成治疗，难以达到康复训练的最佳效果。

（三）社会层面

1. 与家庭沟通困难

在与 Z 的接触中，了解到 Z 的老家在河南许昌，父母健在，由老婆照顾着两个上小学的孩子。在中国人的传统思维里有种报喜不报忧的思想，所以 Z 这次受伤也没有详细跟家里讲，只是提了一下自己受了点伤，没什么大碍。家人由于对 Z 的充分信任，所以也没有太多的关心，唯一一个支持系统就这样被 Z 切断了。

2. 单位支持不足

由于 Z 处于试用期，所以没能完全享受到工伤职工的待遇。Z 在住院期间与用人单位的联系也十分少，除了每次生活费用完了会打电话给用人单位之外，其他时间基本不会打；用人单位除了想来办出院手续和送生活费外，也很少关心 Z 的恢复情况，双方存在严重的沟通问题。

3. 缺乏对评残信息的了解

Z 听说自己的伤情可以评残，所以找到社工咨询自己能评上多少级，当得知只能评到 8~10 级的时候 Z 表现出了明显的不满，认为自己的伤情应该评得更高，接着便是诉说自己家庭条件悲惨，希望争取更高评级。据社工了解，除开吃饭 Z 平时也不会走出医院，医院外的世界对他来讲没有吸引力，没有治疗的时候自己就待在病房做训练。Z 从医疗方面而言受伤是较轻的，其影响因素在于：经济压力、社会支持、伤残适应及职业规划。

如上所述，Z 工伤职工正面临着情绪困扰、复工、工伤康复、生计等一系列的问题，如果不进行介入其在短时间内很难融入康复治疗中，影响其康复效果的同时延长了住院时间，延迟复工会进一步加剧 Z 的经济负担，也不利于提升医院的医疗效率。经过多方评估后 Z 符合作为以个案管理的方法接案处理。

三、个案管理在 Z 工伤职工康复中的具体运用

（一）个人和家庭的判定及诊断

判定和诊断是一种资料收集的过程，以此制订出服务计划的方法。笔者在接触个案时主要通过以下四个方面来进行判定和诊断，以全面了解其机能状况。

1. 日常活动的功能

Z 被诊断为右手肘关节腱鞘炎，临床表现为在肘部活动度过大时，因反复牵拉或扭伤，可诱发肘尺侧痛，尤其是在用力时肘部酸痛无力。在不需要右手的情况下，Z 的日常活动还是不受影响的，只是在需要右手手肘弯曲功能的时候才会受影响，比如穿衣、洗澡等。整体说来，Z 的日常生活功能基本完善。

2. 支持系统

Z 在老乡的安排下只身来到成都务工，在 Z 康复住院期间最能够依赖的只有单位，但是其与单位的关系并不好，双方只在生活费上有联系，当 Z 需要生活费后单位会派人送过来。除此之外，老乡偶尔会来看望他。

3. 家庭关系

Z 是河南许昌农民，家里总共六口人，父母健在，妻子带着两个上学

的孩子和父母住在一起。他与家庭的联系较少，但很爱自己的妻子和孩子们。Z并没有把自己的详细病情告诉家庭，所以家庭也没有太多的支持给他，经常催促他出院复工，反而给他更大的精神压力。

（二）服务计划和资源确认

1. 服务计划及目标

	住院前期	住院中期	住院后期	出院后
计划	1. 评估Z及家庭需求； 2. 寻找能为Z所用的资源； 3. 协同心理治疗师做好Z情绪疏导； 4. 与Z建立专业关系； 5. 初步建立病房病友互助支持网络	1. 定期与Z进行面谈； 2. 参与每周一次的工伤职工小组； 3. 为Z链接工伤康复、评残、健康宣教等知识； 4. 搭建起与单位和家庭沟通的桥梁； 5. 配合治疗师做康复情况评定； 6. 链接工种，根据工种开展针对性的康复训练； 7. 根据Z的情况修改计划	1. 协助解决Z出院后的复工问题； 2. 厘清Z与单位解决问题的途径； 3. 澄清医院职责； 4. 做好离别情绪处理	1136跟进Z情况（1周、1个月、3个月、6个月），了解Z出院感受、具体安排、对目前安排的感受
目标	1. 全面评估制订符合Z需求的计划； 2. 使Z尽快适应医院环境及康复项目； 3. 使Z正确认识自己的伤情，积极接纳自己； 4. 为开展专业服务做好准备； 5. 通过病友互助解决Z部分生活自理困难，营造一个良好休息环境	1. 通过与Z的面谈了解Z时刻的身体和心理的变化，以便及时对计划作出调整； 2. 为Z建立初步病友支持网络，满足Z人际关系的需要； 3. 让Z了解相关与康复有关知识； 4. 提高Z康复训练的积极性，为出院复工做准备	1.Z顺利回归社会； 2. 做好结案工作	评估是否达到管理目标

2. 资源确认

社工以生态系统理论为指导来引导Z发现身边的资源并加以利用。生态系统理论是社会工作领域中一个重要的实务理论，其从一般系统理论发展而来，为回应社会工作领域中"社会"的缺失，关注个人与环境的互动。所以说，生态系统理论是用以考察人类行为与社会环境交互关系的理论，该理论把人类生长生存于其中的社会环境（如家庭、机构、团体、社区等）看作是一种社会性的生态系统，强调生态系统对于分析和理解人类行为的重要性。

微观系统	中观系统	外层系统	宏观系统
病房里的病友、一起做治疗的病友、做治疗的医生、护士、保洁大姐、社工	工伤职工之间的良性互动、家庭支持度	医院健康知识讲座	工伤职工康复相关法律法规

（三）服务的执行和协调

Z 在住院期间的主要任务是根据主治医生的安排完成每日的康复训练项目，社工在保证 Z 正常康复训练的前提下，为 Z 协调相关服务，以满足 Z 的其他需求，协助他解决问题，提高他解决问题的能力。

1. 进行个案面谈

社工与 Z 约定每周定期进行面谈以了解他的最新状况。每次面谈结束后还会布置任务让他去完成，到下一次面谈再检查任务的完成情况。在一次面谈过程中，社工发现 Z 有自杀倾向，社工先询问 Z 有没有具体考虑过自杀的时间地点及方式，在确定 Z 只有自杀念头还没有具体实施计划后，社工以焦点解决短期治疗为指导，鼓励他想象出院后的生活会有什么不一样。随后，社工将 Z 转介给心理治疗师，并向督导求助。

2. 开展支持小组

由社工组织策划的工伤职工支持小组为了能够让 Z 在小组中建立初步的病友支持网络，通过病友间的支持与鼓励带动 Z 积极正向地康复与回归社会，工伤职工之间的同辈群体同时也能为 Z 提供工伤方面的相关知识、法律法规等。通过 6 节的小组活动让 Z 在小组中找到了自己的价值同时结识了更多的朋友。在十多个工伤职工中，Z 的伤情是最轻的，这在一定程度上也鼓舞了 Z 康复治疗的决心。

3. 链接内外资源

针对 Z 表现出来的一系列问题，社工为其链接相关资源以缓解或解决其问题。

需求	资源链接
经济压力	提供《工伤康复知多少》小册子和评残等级等相关资料为 Z 争取最大利益；当得知 Z 想与单位走法律途径来解决赔付问题的时候，社工向他分析了此方法的利弊，并向他提供了成都各个区免费法律援助电话
解除自杀倾向	得知 Z 有自杀念头后，社工第一时间联系了心理治疗师对其进行面谈，并向督导寻求解决办法。在随后与 Z 的几次面谈中，社工多以焦点解决短期治疗和家庭治疗为指导与 Z 进行聊天，鼓励他憧憬伤愈之后会有哪些美好的事情发生，要求 Z 在自己情绪低落的时候多想想自己家里两个可爱的孩子。社工还计划联系 Z 家属对 Z 进行鼓励与支持，最后以 Z 的拒绝而告终。经过心理治疗师和社工的后续跟进，终于解除了 Z 的自杀倾向
家庭支持	家庭支持对于处于康复期的 Z 来讲显得极其重要。当社工得知 Z 对家里存在报喜不报忧的情况后，努力开导他，让他明白家庭知道实情对于这件事的重要性。在 Z 住院后期才将自己的详细状况告诉家里
健康知识宣教	医院每周都会有各种类别的健康知识讲座，社工通过收集整理把近段时间即将开展的健康知识讲座逐一告知 Z，在遵循服务对象自决的原则下，让 Z 自己参加感兴趣的和对自己康复有帮助的讲座
复工问题	社工向 Z 的主治医生了解恢复情况后，在征得 Z 同意的基础上，联系 Z 的单位负责人来医院与 Z、社工、医生一起探讨他出院复工的问题。医生向单位负责人和 Z 描述 Z 康复情况及康复后大致情况，社工向 Z 说明复工的形式有：原单位原岗位、原单位换岗位及换单位换岗位，最后由单位和 Z 共同协商复工形式
业余生活	了解到 Z 业余时间十分单调后（住院病人共性），社工组织科室内部分实习生晚上给病人放电影以丰富大家的业余生活；联系画家来科室墙壁上勾勒图形，由 Z 来涂色完成作品，提升 Z 对医院的融入度；每次工伤小组聚会均由社工通知 Z，Z 通知小组成员聚会时间及地点；鼓励 Z 主动与病友建立关系，结伴出行

（四）效果呈现

1. 与家人相处方式的变化

最开始拒绝把自己的详细病情告诉家人，由于社工在每次面谈中坚持以焦点解决短期治疗为指导，经常让 Z 想象如果能够得到家人支持与关心会有什么样的感受等，到最后 Z 告诉社工他把所有的事情都告诉家里面的人了，得到了家人的理解与支持，并嘱咐他一定要等到痊愈再出院复工。

2. 处事风格独立化

在最开始总是向社工咨询各种问题，比如自己的手臂能够恢复到什么程度，单位要是不管自己了该怎么办，出院之后怎么办，以后不能工作了怎么办等，在社工以个案管理的方式介入后，Z 从最开始的依赖社工转变为独立思考问题得出结果后再听取社工的建议。如果自己与单位走法律途径，对自己有哪些不利的因素，自己作为一个外省人评残需要哪些程序及资料，能不能帮忙联系到自己出院后能够胜任的工种等。

3. 初步建立起社会支持网络

社工通过组建工伤职工小组的形式，为 Z 建立起初步的病友支持网络，Z 能够在这个网络中满足情感和归属的需求。如为了缓解住院病人生活单调的需求，通过开展每周一影的活动，拉近了 Z 与病房一位坐轮椅病友的关系。据 Z 后来描述由于自己晚上经常推着那位坐轮椅的病友下楼逛医院，那位坐轮椅的病友在出院时还请他出去吃了饭，喝了王老吉，买了鞋。在对社工讲述的时候，Z 充满了满足与感激。

4. 顺利回归社会

在社工的努力下，Z 最终与单位达成一致，当他出院后，单位负责为 Z 重新安排一个能够胜任的职位，Z 在住院期间所产生的费用均由单位承担。Z 出院一周后，社工通过电话联系到他，了解到单位给他安排了一个类似门卫的职务，Z 表示对目前的安排比较满意。

四、个案管理在工伤康复工作中运用的挑战

（一）介入时间有限性

Z 在 7 月 19 日入院，9 月 8 日出院，在科室待了长达一个半月之久。但由于在该期间 Z 不但要进行大量的康复训练，社工还要与他建立及巩固专业信任关系，除开周日及节假日，能够为 Z 提供持续性的服务时间并不多；加上社工在科室事务繁杂，导致很多计划一再延迟，直到 Z 出院也未能实施，很多社会支持网络并没有完全建立。

（二）个案管理者资源有限性

Z 在住院期间对于治疗感觉到无聊是因为大量重复的训练既没有让自己出现恢复的迹象，对自己复工又没有帮助。社工尝试着把 Z 的日常训练与出院后的工种相联系，但由于社工链接资源的有限性，并没有任何就业机会提供给 Z，进而无法改变 Z 的日常训练项目。社工在跟进 Z 出院后的情况时，得知 Z 在出院不久便和单位达成了一笔赔付款，Z 表示由于单位怕自己的伤势复发，以 Z 承担不了重活而辞退了他。于是 Z 只有返回老家寻求生计。除开社工自身资源有限性的问题，医务社工仅在院内提供服务，也让服务对象出院意味着结案。

（三）服务计划的局限性

在制订个案管理计划时，所有服务计划都是由社工一个人完成，基本没有 Z 的参与，一定程度上违背了个案管理的基本原则；由于 Z 始终不愿意向社工透露自己家庭的具体信息，所以服务计划本身也基本没有涉及 Z 的家庭，阻碍了社工对 Z 的家庭支持网络的运用；同时个案管理者有责任开展帮助服务对象获得更多服务的工作，如拜访其他机构、政府部门探访、电话访问等，但由于社工在医院内发展并不成熟以及繁杂的行政事务，导致社工并没有机会为 Z 链接更多的资源，进而进一步导致服务的局限性。

结语

本文中论及的个案管理工作是一次在成都市某工伤职工康复中心康复医学科内的尝试，综合结果来看通过个案管理介入工伤职工的全面康复是有帮助的，取得了一些突破性的进展，如个案管理的目标基本达成，所使用的方法也能满足个案的需求，为服务对象所链接的相关资源对其的回归产生了促进作用。当然个案管理模式并不是完美的工作模式，还有太多有待完善的地方，需要在实践过程中不断探索和改进。比如服务计划的局限性、个案管理者综合素质有待加强、未能充分链接社会资源等。总之，个案管理的运用能提升社工在医院内的角色地位，从而促进医务社会工作的发展。

参考文献

　　[1] 费平. 我国工伤康复制度选择分析［J］. 社会保障研究，2006.

　　[2] 唐丹. 我国工伤康复的发展和政策［J］. 现代职业安全，2011，05（048）.

　　[3] 张婷婷. 个案管理在医务社会工作项目中的应用：对何某工伤康复个案管理介入的分析［D］. 武汉：华中科技大学，2014.

　　[4] Betsy S V，Roberta R G. 社会工作个案管理［M］. 林武雄，译. 台北：扬智文化事业股份有限公司，2000.

　　[5] http：//baike. baidu. com/link？ url ＝ pobjbS9AgMj94 ＿ tLE5q7rEw2ohGKoRQn9TClHn6TUGAsU7l9DsBMR1Gz－S7IizuuuXEH3HGeeZnBpAU83se9ca.

白血病儿童家长的压力及
医务社会工作的介入
——以"与生命战士同行"项目为例

秦　敏　陈会全

在我国，每年新增 3 万到 4 万例白血病患儿，由于长期的治疗、高昂的医疗花费和疾病的不确定性等因素，使患儿长期遭受病痛的折磨，家长面临精神和经济的多重压力，严重影响白血病儿童的可持续治疗和家长的身心健康。本文梳理了家长在患儿不同治疗阶段所面临的压力及表现，以及医务社会工作介入的有效支持和反思。笔者发现构建和维系患儿家长的社会支持网络，有利于减轻家长在患儿治疗期间的压力。本研究希望以此为医务社会工作实践提供依据，为患儿家长提供适时的帮助和支持，以满足其需求和减轻其压力。

一、引言

白血病是造血系统恶性增生性疾病，在全世界绝大多数国家和地区，白血病是儿童最常见的恶性肿瘤，在儿童和青年恶性肿瘤中病死率排首位。过去，人们认为白血病是不治之症，但随着医学技术的进步，儿童白血病的生存率与治疗率得到不断提高。儿童急性白血病是儿童中最常见的白血病，患儿如能通过长期、正规的治疗，急性淋巴细胞白血病 5 年无病生存率为 70% ~ 85%，治愈率约为 80%（发达国家可达 90% 以上），急性非淋巴细胞白血病 5 年无病生存率为 30% ~ 50%。但治疗时间长，毒副作用大，不仅患儿在治疗过程中受尽病痛折磨，患儿家长也承受着各种巨大的压力，常常为患儿险恶的病情及高昂的治疗费用担惊受怕。患儿是治疗过程中的核心，而家长是支撑治疗的最主要动力，对患儿康复起着不容忽视的重要作用，日常的护理照顾，治疗费用的来源，都离不开家长能动性的发挥。但许多家长在患儿入院治疗期间，由于经济和精神上的压力，常常情绪焦虑，生活质量下降，家长如不能积极应对疾病所带来的冲击，不仅影响到白血病患儿的治疗进度和疗效，若不进一步引起重视，还会带来家庭、医患矛盾、社会等一系列的问题。

该研究基于 2016 年 7 月，笔者有幸以社会工作者的角色在四川省某三甲医院实习，参与执行某机构承接的社会工作示范项目。在服务期间，以社会工作的三大工作手法（个案、小组、社区活动）及对志愿者活动的管理开展了支持白血病患儿康复，增强患儿社会互动，协助缓解家庭经济困难和情绪压力，助力医护人员治疗工作的服务，服务深得项目落地单位医护的肯定及服务对象的认同。因此，笔者认为协助家长处理疾病给家庭带来的负面影响是必要的医务社会工作介入。

二、患儿家长的压力

一旦患儿被诊断为危及生命的白血病，对其照顾者不仅造成强烈的心理应激，还导致心理疾病的发生。诸多研究表明，白血病患儿父母的抑郁和焦虑指数都高于常模，生活质量差。患儿从确诊到后续治疗，家长在整个漫长的过程都承受着各方面的压力。白天照顾患儿精力消耗大，晚上睡眠质量差。长此以往，身体素质下降，精神状态不佳，继而影响照顾患儿的质量。

（一）初期确诊阶段

1. 应激事件的创伤

白血病常被人们普遍认为是"绝症"，难以医治。当大多父母得知自己的患儿被确诊为白血病时，第一反应都是震惊、否认，怀疑诊断有误，难以置信这样的事情会发生在自己的孩子身上。后经反复确诊，不得不面对事实时，家长往往悲痛欲绝，不知所措。突患白血病给患儿家长带来严重的心理创伤。

2. 疾病的不确定感

Mishel 的疾病不确定感理论提出，癌症照顾者因癌症相关知识、癌症的发展过程和预后等方面的认识存在一定局限性，加上癌症治疗和护理的复杂性，影响判断与癌症相关事物的能力，产生疾病不确定感。患儿从各种检查到开始治疗，家长们面对的不仅是一系列闻所未闻的医学名词，还有众多护理的注意事项。医疗相关知识的专业性给处于心理应激的家长带来了极大的挑战，不了解治疗方案，听不懂医学名词，记不清医嘱，难以学习新知识和新技能。疾病的不确定感使得家长对生活的掌控感也相对减弱，从而变得更加茫然无助。

（二）中期化疗阶段

1. 疾病的毒副作用

在治疗过程中，患儿的身体基础情况存在个别差异，继而治疗情况也各不相同。患儿开始接受化疗后，药物的毒副作用会使患儿机体的免疫力降低，造成患儿组织器官不同程度的损伤，常表现为脱发、恶心呕吐、口腔溃疡、烂屁股，等等。且有的患儿身体里的癌细胞较为顽固，化疗药物无法将其扼杀，抑或是发生感染的情况，无疑加重了患儿家长的担心。

2. 患儿的性格变化

患儿生病后须接受输液、抽血、腰穿、打鞘等检查和治疗，身体遭受诸多治疗的折磨。家长因心疼患儿都尽量去满足患儿的需求，并降低对患儿的期望，继而使得大多患儿变得娇纵。再加上长期的病房生活使患儿脱离了原有的社会化环境，一些患儿因缺乏和同辈群体的交流和互动而变得内向暴躁、敏感脆弱。父母一旦没能满足自己的需求，或是略有批评教育，患儿则会发脾气、哭闹，甚至以不吃饭不配合治疗等方式和家长赌气。许多家长面对患儿性格的改变都难以接受，常常又气又恼，一心想陪患儿配合医生做治疗早日康复，委屈而又不知道怎么办，无力感加剧。

3. 体力的消耗透支

患儿家长须长期、竭尽全力地照顾患儿，这些责任使得家长往往只专注于患儿的需求而忽视自己的身体健康。许多家长都是一个人在医院照顾患儿，既要看护患儿做治疗，又要回出租房给患儿做饭，料理其他烦琐事务，有时候休息也只能陪坐在患儿的床旁打盹儿。尤其是患儿病情不稳定的时候，家长需要投入更多精力到疾病管理的护理中，甚至是24小时看护，身体耗能大。晚上因休息环境欠佳导致睡眠质量差，使得许多家长感到十分疲倦。

4. 家庭的经济压力

目前，化疗是治疗白血病的主要医学手段，平均治疗时间为2~3年。不同分型的白血病患儿所需的治疗费用有所差别，少则十几万元，多则几十万元。若治疗期间发生感染，费用更是难以估量。且各地医疗报销政策不一，整体医疗报销比例较低，大部分治疗费用需家长自己承担。患儿确诊之初，大多父母双方都会选择暂停工作以照顾患儿为重心，患儿病情稳定后，也至少需要一人照顾，大多家庭的经济来源开始减少或是断流。且为了照顾患儿饮食，还得在医院附近租房买好的食材做营养餐，生活开销也逐渐递增，经济压力油然而生。前期治疗时，患儿家长还能向亲朋好友借一些钱给患儿医治，但由于医疗费用过于高昂，往往到后期，亲朋好友都不愿再借钱。

5. 家庭内部的矛盾

患儿生病，家庭须投入更多的人财物力，生活环境的骤变常导致家庭秩序紊乱，家庭功能失衡，家庭成员之间关系紧张。在配合医生给患儿做治疗的过程中，夫妻双方都承受着极大的心理压力，常因为照顾观念的不同而引发矛盾、争吵。言语的冲突使夫妻关系紧张不已，得不到对方的理解而不愿多交流，久而久之，夫妻之间易产生芥蒂。

6. 人际交往的减弱

生活环境发生改变后，不仅是患儿与外面的世界遭"隔离"，很多家长也是如此，除了忙碌时看护患儿，空闲时看手机，再无更多其他生活方式，每天打交道的只有医护人员和患儿。患儿生病之初，较多家庭的亲朋好友都会关心问候，随着时间的推移，很多家长都表示联系变少了，甚至有的亲戚都怕打电话问候他们，就怕找他们借钱。与他人的交流和互动较少，使得一些患儿家长在内心上感到孤独，有事而无处倾吐，致使精神压力积压。

7. 医疗资源的紧张

随着白血病儿童的递增，院内的医疗资源也相对紧缺。儿科医护人员相对较少，工作繁忙，家长常想多问问关于患儿治疗的相关信息，医生不得不用简短精练的语言来答疑解惑后匆忙离开去做其他工作，家长时常听得似懂非懂的。病房床位紧张，医生常常会将刚上完化疗药且身体情况较为稳定的患儿"赶出"病房，以保证其他患儿的治疗进度。家长对此表示理解，但患儿血象较低时就会担心患儿出院遭遇感染。患儿需要做移植的家长每天更是煎熬难耐，患儿身体机能每况愈下，而仓位紧缺不知何时能做手术，既担心患儿身体情况变差又害怕拖久了拿不出钱来。

（三）后期维持阶段

1. 疾病复发的恐惧

白血病患儿的复发率为20%～30%，60%～75%在化疗结束 1 年内复发，7%～10%在化疗结束 2～4 年复发，为此每个家庭在患儿维持及停药后期常常都提心吊胆。害怕在经历了漫长的黑暗终于要见到曙光的时候，又被拉回艰苦难耐的黑暗。除了经济上的巨大压力，二次创伤更是令人难以承受。

2. 回归社会的担忧

血液/肿瘤专家表示患儿在维持治疗期间若血象正常可继续上学。但患儿因休学治疗，再回到学校时不得不留级，须重新融入新班级。家长一方面害怕患儿遭到别人的嘲笑，没有小朋友愿意和自己的孩子接触，又害怕患儿跟不上学习进度，对学习失去兴趣，愈加自卑。

三、医务社会工作的介入背景及理论

（一）介入背景

随着医学治疗模式由传统生物医学模式向生物—心理—社会医学模式发展，医务社会工作应运而生。医务社会工作者运用专业的个案工作、小组工作和社区工作方法介入病人治疗，为病患及家庭提供治疗过程的情绪支持，正确理性看待治疗过程，引入社会资源，为病患在经济上和情绪上提供支持，提高病患的治疗成效。医务社会工作者逐渐成为医疗治疗体系的重要组成部分，在我国台湾、香港、上海和广州等地区得到试点和推广。2015 年 6 月民政部颁发《关于加快推进社会救助领域社会工作发展的意见》，明确提出引入社会力量主体、社会工作服务参与社会救助。由此，随着政策的推动和医疗体系服务的需要，四川省成都市的医务社会工作也开始起步，试点于部分三甲医院。

（二）项目背景

2016 年 8 月，成都市某机构承接社会工作示范项目，落地于四川省某三甲医院，该院拥有庞大的白血病及肿瘤患儿群体，其中日住院患儿 35 人，初诊入院及维持治疗的患儿人数达 200 余人。医务社会工作者以社会工作的三大工作手法及对志愿者活动的管理顺利开展服务，于 2017 年 1 月结束项目执行。服务期间通过整合社会资源支持白血病儿童康复，增强儿童社会互动，协助缓解家庭经济困难和情绪压力，助力医护人员治疗工作的服务，深得项目落地单位相关人员的肯定及服务对象的认同。

（三）社会支持理论

著名社会学家林南综合了各派学说之后给社会支持理论下了比较权威的定义，社会支持是由社区、社会网络和亲密伙伴所提供的感知的和实际的工具性或表达性支持。社会支持网络指可以提供社会支持的社会网络，或指一组个人之间的接触，通过这些接触，个人得以维持社会身份并且获得情绪支持、物质援助、服务和新的社会接触。

社会支持理论认为，社会支持网络反映的是个人与其生态环境中其他系统之间的关系状态。一个人所拥有的社会支持网络越强大，就能够越好地应对各种来自环境的挑战。因此，社会工作的重点在于帮助案主学习建立社会支持网络和利用社会支持网络。在实务中，社会工作者一方面是以其掌握的社会资源为服务对象提供直接的帮助，以满足受助人当前比较紧迫的需求；另一方面在对服务对象原有社会支持网络评估的基础上，帮助服务对象补足和扩展社会支持网络，提高建立和利用社会支持网络的能力。

四、医务社会工作的介入过程

笔者通过对社会支持理论的理解，将从情绪性支持、信息性支持及工具性支持来分析医务社会工作对于白血病患儿家庭的有效介入。

（一）情绪性支持

家长情绪的积压多来自过多将注意力集中于患儿身上，而忽略了自身的身心健康。生活环境的改变既增加了精神压力而又缺乏释放情绪的方式。由此，医务社会工作者主要通过运用社会工作的三大专业手法及开展志愿者活动来为患儿家长提供情绪支持。

1. 引导家长倾诉释放情绪压力

在医务社会工作者服务介入之初，医务社会工作者常通过走访病房、问候患儿的病情及患儿家长的日常生活情况来表达对患儿家庭的关心，并通过对服务对象的深入了解去挖掘个案。在个案服务中，医务社会工作者常作为倾听者的角色引导患儿家长倾诉患儿生病后生活中的改变及自己所承受的压力，部分患儿家长常常在倾诉过程中忍不住流泪，如说到心疼患儿小小年纪要承受治疗的各种痛苦；患儿病情不稳时对患儿的担心和对经济的焦心（一般患儿发生感染时治疗费用会大大增加），等等。倾诉让家长在表达的过程中释放出部分负面情绪，有家长表示："说出来心里觉得好受多了，就像把垃圾倒出来了一样！"

2. 哀伤辅导助力家长减少遗憾

医务社会工作者也会将服务对象的问题和困扰个别化，以协助服务对象积极应对困难。尤其是在患儿家庭面临患儿病危或是无力继续医治的情况下，医务社会工作者引导服务对象正确看待生命历程，协助家长看到自己在陪伴患儿治疗过程中的努力，并在条件允许的情况下，协助其完成患儿心愿，提高患儿的生命质量来减轻家长的自责及患儿即将离开世界所带来的悲痛。某参与过医务社会工作服务但最终失去孩子的母亲对医务社会工作者说道："感谢你一路的陪伴，如果有什么需要帮助的请不要跟我客气，你对我们的帮助我会一辈子铭记在心。"

3. 活动减轻家长对患儿的担忧

患儿的心情常常主导家长的情绪。对此，医务社会工作者通过开展患儿手工小组、亲子手工小组及组织志愿者开展病房课堂系列活动来丰富患儿的日常生活，促进患儿的身心健康，从而调节家长的情绪。一方面转移患儿长时间使用手机或平板的注意力；另一方面增强与同辈群体之间的互动，避免社会化的削弱，从而减少家长对患儿未来回归社会的担忧。一系列活动的开展，受到了患儿家长的众多好评，医务社会工作者常常得到患儿家长的感谢，并得到大家对医务社会工作的支持。

（二）信息性支持

1. 减轻家长的疾病不确定感

患儿父母对疾病缺乏足够的认识，无法进行恰当的处理，就会产生疾病不确定感（疾病不确定感是指个体缺乏确定疾病相关事物含义的能力）。由于白血病治疗及护理较为复杂，患儿刚确诊时，家长常常一头雾水，医护人员说什么就做什么，不确定感常让家长内心感到无助又受挫。因此，针对初期确诊治疗的患儿家长，医务社会工作者主要通过组织不同时间入院的家长共同交流。通过问答的方式让有经验的家长将自己的经历分享给初诊患儿家长，如基本的化疗疗程、特殊自费药到哪里购买、患儿会有哪些化疗反应及如何应对，等等，并让他们在日常生活中结对互相帮助。虽然经验的传达并不完整系统，但从一定程度上有效地减轻了初诊患儿家长的疾病不确定感。

2. 引导家长学会与孩子相处

患儿生病后性格的变化使一些家长常常不知道怎么与患儿相处。过于迁就又怕患儿太娇惯，偶尔严厉又怕刺激到患儿，面对患儿多变的情绪，家长很是无奈。缺乏正确的教育主要缘于家长与患儿的交流方式存在问题，家长缺乏对患儿身体遭受疼痛的同感表达，患儿难以理解家长"逼迫"自己必须怎样背后的意义，长此以往，患儿会觉得父母不爱自己，父母会觉得自己的付出没有意义。对此，医务社会工作者通过开展家长减压小组，搜集家长与患儿进行有效沟通的技巧，并让亲子关系亲密的家长分享自己的教育经验。同时，也为家长购置一定亲子教育的读物，推荐家长在照顾患儿的闲暇之余多看书学习。

（三）工具性支持

1. 帮助患儿适应病房生活

患儿住院主要以化疗为主，病情的特殊性使得患儿的日常生活十分单调枯燥，不少刚入院的患儿难以适应病房生活，十分渴望回学校上学，和小伙伴玩耍，但却不能实现。时间久了，患儿的大多时间则开始以在手机平板上看电视或玩游戏度过。为了帮助患儿适应病房生活，医务社会工作者通过发起众筹募集善款，为患儿购置图书消毒柜及一些促进其身心健康发展的学习用品及益智类玩具，同时引入志愿者团队开展常规的志愿者服务，如图书借阅、学习辅导、手工制作、绘画课堂等，来促进患儿在院的社会化。

2. 协助家长寻求经济救助

患儿的医疗费用是患儿家长最大的压力之一。多数患儿家庭为给孩子做治疗，都耗尽了家里所有积蓄，并且是负债累累。近两年，随着网络众筹的迅速发展，通过网络平台发起募捐成了家长们向社会求助的一个主要途径。但部分家长由于文化程度低，不知如何撰写文案，也不知道如何在众筹平台上发起筹款。不少患儿家长会求助医务社会工作者，协助其发起筹款向社会求助。在众筹平台发起筹款后，主要通过微信朋友圈的转发扩散来获得社会爱心人士的捐赠和关注。一般筹款额在几万元不等，在一定程度上缓解了家长的经济压力。

五、讨论与建议

医务社会工作的介入，在一定程度上减轻了患儿家长的压力，并得到了服务对象的认可和落地单位的支持。病房的患儿、患儿家长及医护人员都希望医务社会工作者能继续开展服务。在取得一定服务成效的同时，服务也还存在一定的局限性，并充满着挑战。在此，笔者对医务社会工作介入白血病患儿家庭协助白血病患儿家长减轻压力的不足进行了思考总结，并提出如下建议，以期能进一步改善专业服务。

（一）服务提供的限制

1. 患儿家长的流动性影响服务的完整性

住院患儿的流动性较大，影响家长参与服务的持续有效性，主要表现为小组活动的开展和个案的跟进。小组成员的流动性较影响小组成员的同质性，医务社会工作者只能开展开放式的康乐性小组。虽然参与的家长都较满意医务社会工作者开展的小组，但服务内容层次较浅，难以深入回应到患儿家长的需要。此外，一些家庭因难以应对患儿生病带来的负面影响，产生家庭内部矛盾，致使家庭氛围紧张，在一定程度上影响患儿治疗。通常回应家庭矛盾需要长期紧跟了解服务对象的各方面情况，但由于患儿的流动性较大，医务社会工作者较难持续跟进协助患儿家长解决问题。

2. 社工能力的有限性影响服务的专业性

目前，医务社会工作的专业人才十分稀缺，能够借鉴的白血病患儿家庭的医务社会工作者服务经验也相对较少，因此，有时医务社会工作者的能力还不足以完全应对白血病患儿家庭的众多压力。主要表现为教育者的角色扮演，当患儿家长出现一定认知偏差的时候，医务社会工作者难以有效介入。例如，面对孩子的治愈情况，众多家长的想法较为极端，难以正确看待患儿的治疗。一方面对患儿治愈期望过高，一旦患儿的身体出现躯体变化或是病情恶化的情况，家长表现得十分焦虑或是抗拒事实，较大的心理落差会加剧家长的心理压力。另一方面担心孩子病情复发，整日提心吊胆，给自己增添无形的压力。医务社会工作者尝试协助个别家长正确看待患儿的生命历程，虽有一定成效，但大部分家长依旧不能正确看待孩子的生死，由于医务社会工作者缺乏相关介入经验，难以开展群体性的生命教育活动。

3. 服务对象的认受性影响服务的及时性

由于医务社会工作服务初次正式进入病房，患儿家长和医护人员对医务社会工作者的服务目的和服务内容还不太了解，因此服务介入之初，其不会主动寻求医务社会工作者的帮助。后期随着服务的开展，大家逐渐对医务社会工作有了一定认识，一些患儿家长会在遇到困难的时候主动寻求医务社会工作者的帮助，医护人员也会将有需要的患儿家庭转介给医务社会工作者，部分活动的参与性也有所提高。服务在顺利开展的同时也有效协助患儿家长解决了问题。反之，如果服务对象对医务社会工作的认受性较低，不仅影响服务的顺利开展，患儿家长的需求也难以得到回应。

（二）解决路径

针对上述一些影响医务社会工作服务的限制，在此，笔者将针对性地提出一些可行的建议。

1. 细化服务需求，变换活动方式

社会工作者通常会运用社会工作的三大工作手法开展服务。但在项目执行期间，由于患儿家长的流动性较大，康乐性的小组活动工作手法并不完全适用于深入有效回应患儿家长的需要。对此，在今后的服务过程中，可考虑以工作坊或沙龙的形式开展主题活动，针对性地招募同质性强的患儿家长参与，并通过科学合理的问卷检测患儿家长参与活动的成效，减少患儿家长流动性大对服务完整性的影响。

2. 明确角色定位，提升专业技能

在医务社会工作者介入白血病患儿家庭服务过程中，处处都充满了艰辛和挑战，医务社会工作者需要扮演多种角色去回应患儿家长的需求。首先，在服务介入前须做好充分的心理准备，明确自己的角色定位和职责范围，减少医疗、救助资源等不可控因素给自身造成无力感和挫败感。其次，在服务过程中不断提升自我能力以积极应对困难。一方面，可积极参与医务社会工作专业的沙龙、培训来巩固专业知识和技能；另一方面，可通过督导的悉心指引，将理论知识与实务相结合逐步来完善服务内容。最后，可加强与医护人员的跨专业合作，共同建立"身心社灵"的患儿档案，一同查房或是讨论患儿病情，最大限度地整合链接资源以弥补医务社会工作者自身能力的有限性。

3. 加大服务宣传，规范服务内容

通过示范项目的执行，一方面，医务社会工作者在服务过程中，更加明晰患儿及其家长的需求；另一方面，部分患儿及其家长也对医务社会工作的服务内容有一定的初步了解。在此基础上，为了促使需求和服务能对应，医务社会工作者可将服务内容整理编辑成医务社会工作介入白血病患儿家庭的服务手册，介绍医务社会工作的服务范围和具体形式，让家长更加了解自己在有需要的时候，是否可寻求医务社会工作者的帮助，以及医务社会工作者是否能提供相应的帮助。同时注重服务的宣传，运用患儿家长之间的互助体系去传播推广。此外，医务社会工作者可逐步运用科学的评估工具，如通过量表、调查问卷收集服务对象信息，更加精确地了解服务对象的需求，以进一步完善服务，探索适合白血病患儿家庭的医务社会工作服务模式。

结语

本文以医务社会工作介入白血病患儿家长的服务为话题，以医务社会工作项目为例，收集、整理相关文献资料，具体分析了白血病在不同治疗阶段给家长带来的各种压力来源及压力表现，梳理了医务社会工作介入的服务内容和取得的成效，并根据服务提供的限制提出了解决路径。介入白血病患儿家长压力的服务具有一定的复杂性，除文中叙述的影响服务的因素之外，目前项目制的服务购买方式不利于服务的持续性，进而影响医务社会工作者为患儿家长提供的有效服务。因此，除医务社会工作者自身努力完善服务内容、提升服务质量外，还需多方力量共同参与，助力于白血病患儿家长处理疾病带来的负面影响。

参考文献

［1］任益炯，季庆英，张佳妮，等．儿童急性白血病患者家庭负担调查［J］．解放军医院管理，2015，22（1）．

［2］严由伟，刘明艳，唐向东，等．压力反应、压力应对与睡眠质量关系述评［J］．心理科学进展，2010，18（11）：1734－1746.

［3］张福娟，蒋骊．弱智儿童家长的心理压力及相关因素研究［J］．心理科学，2005，28（2）：347－350.

［4］李珊珊，张静，李涛．癌症患儿照顾者生活质量及其影响因素的研究进展［J］．现代临床护理，2014，13（10）．

［5］楼妍，黄回，杨明丽．癌症患者家属身心反应与干预研究现状［J］．护理与康复，2007，6（5）．

［6］陈晓云，李玉丽，娄凤兰．癌症患者家庭照顾者成人依恋的研究进展［J］．Journal of Nursing Science，2016，31（1）．

［7］张颖，邱秀敏，杨婴，等．癌症患者主要照顾者的负荷及研究进展［J］．ShanghaiNursing，2010，10（2）．

［8］库少雄，林欢欢．白血病儿童社会工作介入策略研究［J］．社会工作与管理，2013.

［9］王惠梅，李庆鳞，王晓晖，等．白血病儿童心理行为特征及其对父母情绪的影响［J］．中国实用儿科，2007，22（11）．

［10］田艳珍，任小红，郭书红，等．白血病儿童照顾者生存质量的影响因素分析［J］．中国现代医学，2012，22（34）．

［11］吴心怡，郑胡镛．白血病患儿父母的心理状况及干预［J］．中国小儿血液与肿瘤，2011，16（4）．

［12］辛一琪，张亚亭，陈维清．白血病患儿父母焦虑与抑郁症状的调查分析［J］．新医学，2011，42（7）．

［13］杨理，邓映，郭丽艳，等．白血病患儿父母心理韧性与应对方式的相关性分析［J］．当代护士（中旬刊），2015（12）．

［14］林晓霞，陈燕惠，李健，等．白血病患儿及家长的心理状况及干预［J］．海峡预防医学，2012，18（4）．

［15］漆平，闵丽华，钟敏，等．白血病患儿家长心理状态研究［J］．四川医学，2008，29（8）．

［16］张凤云，李玉玲，张荣，等．白血病患儿母亲焦虑状态与社会支持的相关性研究［R］．CHINESE NURSING RESEARCH，2009．

［17］吴钰美．白血病患照顾者的小组工作干预：身心灵全人健康模式初探［D］．上海：复旦大学，2013．

浅谈家属互助小组在医务社会工作中的应用

方　芳　　陈会全

康复科住院病人的家属有着多重需要，如获得心理支持、舒适感、减轻压力的方法、康复信息及康复知识和技巧等。针对家属们的共同需求，A 医院康复科的医务社会工作者制定并实施了家属互助小组。通过对 A 医院康复科家属互助小组的实务介入以及结束后的家属调查知道家属互助小组在医院康复科的影响作用大，在个人层面，帮助家属减轻心理压力、建立希望和积极态度、获取了康复相关的知识和技能；在关系层面，家属们相互支持、相互帮助、建立小组归属感、减少孤军作战的感觉；在医院层面，有利于家属融入医院的陌生环境，凝聚集体力量，协助治疗师同患者完成康复任务。可以说互助小组在医务社会工作中的作用十分明显，通过互助小组能更好地推动医务社会工作的发展。

一、问题的提出

社会工作互助小组是在一定环境下针对具有相同背景的群体开展，通过小组能让案主放松减压，以更加积极的态度对待生活。互助小组是群体性活动，不管是在承受压力还是产生效果中，都会因群体效应产生更大的作用，可以使小组成员相互鼓励帮助，使得案主在生活中遇到逆境时获得强有力的推动，这比个案的心理支持作用更加显著和稳定。

毫无疑问，医务社会工作中的家属互助小组对于医疗卫生服务无疑是不可或缺的组成部分，它不仅有利于医疗卫生部门的服务者和被服务者，也有利于改进和提升医疗卫生服务的社会形象和医疗的整体效果。然而，李兵水（2012）认为，在内地互助小组的推进不是很顺利，尽管有很多精英学者的理论支持和医疗卫生机构的一些主动探索，但到现在互助小组在有限的医院社工科没有得到大众的认同，互助小组所获得的支持力度较小。

家属在医院是照顾病人的主要人员，是给患者带来重要影响的人。首先，家属是病患治疗过程中最亲密的人，他们的饮食起居都是家属们照料。其次，家属是病患心理支持的核心，家属的态度直接影响着病患康复的决心。最后，病患康复期间大部分时间都是家属陪同治疗，其中的辅助治疗工作直接影响着病患康复的效率。因此，家属在病患治疗过程中有着重要的作用。但在照顾病患过程，家属自身也面临着许多问题。因此，本文从家属需求出发，以 A 医院康复科社工部家属互助小组为例，研究家属互助小组在医务社会工作中的应用，希望进一步探索互助小组的优势以及总结互助小组在实践中的经验，进一步了解互助小组在医务社会工作中的运用。

二、家属互助小组在医务社会工作中的应用

卢岩（2004）指出，家属在病人住院期间的调适过程和方法都会影响到病人病情的发展，因此对患者家属需求给予回应非常重要。他将危重病人家属的需求分为了五类，分别为获得支持的需求、舒适的需求、再保证和减轻焦虑的需求、接近病人的需求和信息的需求。陈晓杰（2007）通过对 ICU 患者家属需求量表以及需求满足程度量表的调查得出结论，认为 ICU 患者家属需求的重要程度及其满足程度基本一致均为病情保证最高，获取信息和接近患者次之，获得支持和自身舒服最低。宋莉娟（2009）采用自设"晚期癌症住院患者家属需求调查表"调查出晚期癌症住院患者家属存在一定程度的需求，各维度中以疾病知识、患者症状控制和医护相关行为的需求较高；对患者身体舒适的关注多于心理支持；对丧葬和临终关怀知识的需求较低。邱立（2010）对 2000—2008 年发表的有关住院患者及家属需求的文献进行统计分析得出住院患者及其家属需求包括护理服务需求 23 篇（56.1%），心理需求 7 篇（17.1%），健康教育需求 11 篇（26.8%），从研究中可知越来越多的学者开始关注住院患者家属的需求。

综述患者家属需求可以知道家属在病患住院期间都有因焦虑、无助、

恐惧和沮丧而产生的心理支持的需求；因环境杂乱嘈杂而对环境有舒适感的需求；希望通过相应途径减轻焦虑的需求；接近病人和病人主治医生获得病患病情信息的需求；获得相应医务知识帮助病患更好康复的需求。从需求程度上看，病患的病情和康复情况是家属最重视的，在其中获得护理服务的需求次之，在自身上的心理支持和环境舒适感的需求最低。

三、家属互助小组的实务介入——A 医院家属互助小组案例

（一）家属互助小组的需求分析

笔者在 A 医院康复科实习时发现常有患者家属向科室主任以及科室其他医务人员反映在康复科遇到的各种问题，如住宿环境不好、喧闹声让病患难以休息、不知道病患需不需要做二期治疗、病患情绪波动大让自己很烦恼不知道怎么办等。基于家属的反映，社工发现家属普遍存在着生活单调、烦闷无聊、康复心切并忧心忡忡等问题。第一，家属除了在医院照顾病患外，没有其他的娱乐和减轻压力的方式。第二，在康复科，脑卒中、脑外伤和骨折等需要长时间康复病人占很大的比例，由于家属希望病人能更快好转起来，因此对病人的病情十分担忧。第三，科室里的很多病人都不能生活自理，很大程度上要依赖家属的照料，长期的照料让家属存在睡眠不足、疲劳不堪的状况。第四，交际狭窄，支持不足、获取病患康复信息不够。在室内病人的流动较大，家属与家属之间互不认识，彼此间支持严重不足，很多困难只能独自面对，缺乏倾诉对象，和医生的交流上也存在一定的障碍。

通过以上现象分析可以总结出以下几种需求：

一是心理支持的需求。在医院中家属照顾病患时有焦虑、无助、恐惧和沮丧的情感，家属在病人住院期间的调适过程和方法都会影响到患者病情的发展。因此，对家属的心理支持需求的回应是很重要的。

二是舒适的需求。在陌生的医院环境进行长期康复，需要一个安静舒适的环境供病患康复以及家属休息，他们好的精神状态可以协助治疗师对病患进行康复治疗。

三是获取康复知识和技巧的需要。在康复治疗中除了治疗师的治疗以外还包括患者家属们在日常生活中的锻炼和培训。比如让家属们知道左半肢体瘫痪的脑卒中病患，在生活中对左手左脚的锻炼，可以减缓肌肉萎缩的速度。

四是获得病患病情信息的需求。家属们悉心照顾病患的目的就是早日康复出院，每日的康复进度和康复效果是家属们非常关心的内容，但治疗师负责的患者较多，病患家属和治疗师以及主治医生之间就存在沟通障碍。

基于家属们的多元需要，结合社工的专业特质，笔者针对家属们普遍压力较大的情况，尝试设计开展家属减压互助小组，希望通过小组帮助家属减压互助的同时，也能够帮到家属获取康复知识和技巧。

表1　病患家属在院期间的需求及表现

需求	需求表现
需要心理支持	生活单调、烦闷无聊、忧心忡忡、交际狭窄、信任度低
需要病房整洁安静，有舒适感	对医院环境陌生、休息欠佳、整日照料、身体疲劳
需要减缓焦虑和压力	因康复进度慢焦虑、因医疗费用多压力大、因家庭关系情绪起伏大
需要康复知识和技巧的学习	自身康复技巧没有、周围环境资源不足、支持不够
需要获得病患病情信息	康复心切、病情担忧

（二）家属互助小组的过程分析

如上所述本小组目的在于给病患家属情绪疏导，引导家属发现自己的情绪所在，从而得到压力的释放；通过减压活动，引导家属发现减压的方式和挖掘互助中的减压方式，并教会家属简单的减压放松的技巧；社工给予轻松快乐的环境，通过家属间的互动使得他们实现减压。

该小组由8名病患家属组成，小组分为6节，主题分别为"我想认识你""你是我的好朋友""我们都很棒""我爱我的家""相亲相爱一家人""齐聚一堂"。小组整体设计可见表2"互帮互助你我他"小组整体方案。小组第一节家属们通过简单自我介绍和热身消除陌生感。在第二节社工通过团队协作活动让初步认识的家属有进一步的了解，让家属彼此获得认同感和建立友谊。在第三节和第四节，社工通过情绪疏导和减压康乐方法的引导，使得家属们说出心声，倾诉苦楚，学习共同承担困难。在第五节小组，希望通过家属运用自身能动力解决困难，由家属们提供简单意见方案，并同社工一起设计出了"厨艺大比拼"的活动方案。第六节小组社工通过回顾小组，帮助家属梳理小组中的成长，总结获得的知识和技巧并通过欢快的聚餐处理离别的情绪。

表 2　互帮互助你我他

日期/节数	时间	地点	目标	内容及节目
2014 年 5 月 13 日 第一节			相互认识 建立规范	热身"大雨、小雨、暴风雨" 自我介绍，澄清小组目的 制定小组规范 分享总结
2014 年 5 月 15 日 第二节			团队协作 建立友谊	破冰"吹气球" 增加组员默契"你比我猜" 团队建设"穿越地雷区" 分享总结
2014 年 5 月 22 日 第三节			情绪疏导 说出心声	破冰"小鸡变凤凰" 卡片诉心声 回应减压的方法 教授肌肉疗法 分享总结
2014 年 5 月 27 日 第四节	18：30～ 19：10	PRC 活动室	减压康乐 健康生活	热身"吹乒乓球" 视频分享谈感受 制作工艺品，送给家人 分享总结
2014 年 6 月 3 日 第五节			策划活动 实现增能	策划活动内容 分组买菜做饭，厨艺比拼 治疗师点评 拍照纪念
2014 年 6 月 5 日 第六节			回顾小组 结束小组	热身"大风吹" 回顾前期小组活动 授予奖状，鼓励家属 处理离别情绪 填写反馈表 合影留念

（三）家属互助小组的作用

在第一节的小组活动中，家属通过热身活动以及自我介绍使得彼此互相认识，互相理解所处环境。

在第二节的小组活动中，家属在社工的带领下通过团队协作完成共同的任务，使得家属间的感情增进不少。观察员在此节小组中观察到，有家属开始同其他家属交流病患的康复情况，互相安抚焦虑情绪，回应了家属们心理支持的需要。

在第三节小组中，通过情绪疏导，家属们的认同感和归属感进一步增强。如有护士反映，在病房中，家属们在天气炎热的时候学会了共享消暑用品，关系十分融洽，这让家属们和患者在医院的舒适感得到提高。

在第四节小组活动中，通过教授减压康乐方式，使得家属不仅学会自我调节的方法，还学会与病友家属分享减压方法。在本节小组中社工亦邀请治疗师加入，同家属分享康复知识，在这个环节中家属们学习到多种康复知识。治疗师在后期观察到家属陪同患者治疗后的效果提高了，个别家属还同治疗师共同探讨患者康复计划。

在第五节和第六节小组活动中，社工观察到通过家属自主策划和亲身实践，家属们的关系更加亲密，解决问题的能力提高，寻求帮助的途径更加多元。小组结束后的成效评估显示，家属们的焦虑得到缓解，家属间的凝聚力增强，家属学习到了康复的基础知识，家属对自己的能力开始认同，家属对患者康复的期望值得到了调整。

在小组结束后的问卷调查中显示，100%的家属认为此次家属放松减压小组的内容非常合理，88%的家属认为互助小组非常有帮助，12%的家属认为互助小组比较有帮助，100%的家属对家属放松减压小组非常满意。50%的家属提出建议，希望社工部门在康复科经常做这样的活动。

四、关于家属互助小组在医务社会工作中的研究发现

（一）家属互助小组的影响

1. 对患者家属的影响

获得了与自己情况相关的资讯和知识，不管是脑卒中病患家属、工伤病患家属、烧伤病患家属都能够在小组活动中学习到相关的自我调节方式。在彼此的相互帮助下，家属不仅在情绪上可以相互支持，在日常生活中能够相互支持，还可以和周围的病友和谐相处，减少了孤军奋战的感觉。此外，通过小组过程中的增权，使得病患家属知道可以使用学到的方法减轻心理压力，寻找心理支持，帮助家属在压力很大、环境不舒适的情况下，面对亲人的康复仍能保有耐力，面对生活挑战仍有积极乐观的态度。

2. 对病患的影响

病患获得了情绪上的直接影响，病患通过家属的态度获得完成康复的信心，并同家属共同制订恰当的康复计划。在日常生活中的衣食住行以及康复训练上，获得了更加优质的护理。

3. 对医务人员的影响

病患在治疗室康复的同时，家属亦能够协助物理治疗师、作业治疗师以及主治医生更好地为患者提供服务。家属对病患康复心态的影响，能让医务人员全心投入病患生理的康复治疗。家属和医务人员的相互理解，能让医务人员同家属有良好的交流，减少医患矛盾。

4. 对医院的影响

针对患者以及患者家属提供的优质高效康复服务能够帮助医院获得更高的声誉，吸引更多的病患前来就医。同时服务能够提高科室出院率，帮助久病住院的患者更快出院，使得医院的床位资源得到更充分的使用，从而变相地增加医院的经济效益。

（二）家属互助小组在实践中的反思

1. 重视互助小组的需求分析

互助小组是建立在对小组成员的需求分析基础上的，互助小组成员有着相似经历，只有当小组成员的需求一致的时候，才可能在小组中分享面对的问题和给予彼此支持。只有做到服务设计的逻辑统一，即找准共同需求并按照需求设计方案，才能给予组员准确的回应并真正解决问题。因此，重视互助小组需求分析，根据服务对象的共同需求制订小组方案十分重要。

2. 铭记互助小组背后的理念

互助小组背后的理念是小组的灵魂，若互助小组的设计没有理念支撑，小组的目标实现过程就缺乏信念。因此，在互助小组中，社工应相信每位组员有不同的能力和资源。组员相似的经历，使他们彼此之间更体会对方的需要。组员在小组中助人的过程是最佳的自助方式。同时，在小组中接受服务的人也是服务别人的人。最后，组员相信集体的力量，相信既可以在互助中帮助他人，又能获得自我成长。铭记小组理念，让互助小组背后的理念引导社工做出更好的服务。

3. 注重小组的细节设计

小组成效是通过组员互动、分享经验、彼此支持和学习应对方法来实现的。这些成效包括个人层面所获得的相关知识、解决问题的技巧、积极的态度，人际关系层面的情感支持、归属感，还有与社会层面的社会认同、融入社会、节约社会成本等。但想要实现这些成效就应在设计小组时重视对细节的把握。

4. 加强互助小组的成效评估

做好成效评估在帮助社工提升服务品质的同时，能够作为证据来推动医务社会工作，最终帮助更多的病患及家属。成效评估不是社会工作者常用的满意度评估，满意度高并不能证实服务有成效。互助小组作为一种可能的有效方法，但未被广泛认可的情况下，想要推动其广泛应用于医务社会工作更加需要证实其效果。

结语

本文以分析家属互助小组的运行为轴线，阐述了患者家属的需求，交代了互助小组的优势。并结合本人在 A 医院康复科实习的经历，对家属互助小组做了案例分析与实践反思。结果说明了互助小组在医务社会工作中的成效，在医务社会工作中的应用和发展，能够使医务社会工作的服务质量和服务效益更高更优。本文在病患家属需求的评估中，证实了学者对病患家属需求的研究。本文的不足之处在于，一方面，成效评估的统计分析欠缺，使研究成果未得到量化；另一方面，在文献综述上欠缺积累，使得文章说服力度减弱。本文遗留未解决的问题有互助小组在医务社会工作中的优势体现，未凸显出互助小组相对于个案、社区等工作手法的优势。

参考文献

［1］李兵水，童玉林，吴栀．我国医务社会工作的现状与未来发展的思考［J］．福建医科大学学报（社会科学版），2012（03）．

［2］卢岩，朱延力，高玲玲，等．急高危病人家属需求的研究现状［J］．中华护理，2004（07）．

［3］陈晓杰．ICU 患者家属需求及满足程度的调查［J］．解放军护理，2007（12）．

［4］宋丽娟，崔静，赵继军．晚期癌症住院患者家属需求及其影响因素分析［J］．护理学报，2009（01）．

［5］丘立，卢敏娜．住院患者及家属需求文献分析［J］．护理，2010（04）．

［6］冷孝飞．关于分工合作互助小组的教学模式在信息技术教学中的探究［J］．科技视界，2013（11）．

［7］初青松．班级"成长互助小组"教育模式探究［J］．高校辅导员，2012（08）．

［8］尤旭．小组合作互助修改习作的优势及操作［J］．语言教学通讯·d 刊（学术刊），2014（12）．

游戏疗法：MCI 长者社区康复的社会工作介入研究

杨　静　陈会全

　　本研究以 MCI 长者作为研究对象，充分收集、消化和吸收前人相关研究资料，以老年社会工作和游戏疗法理论为指导，重点分析在社会工作介入 MCI 长者社区康复时，游戏治疗作为主要康复疗法的可行性。笔者首先对本研究的服务对象——MCI 长者所面对的困境进行分析，包括对问题的呈现等；其次从游戏疗法入手，对问题的解决进行本土化思考，提出干预方式：结合 MCI 长者熟悉的本土文化符号，设计以成都美食为主题的游戏棋，并希望在后续实践研究中，围绕该游戏棋开发更多游戏活动，形成一套完整的 MCI 长者社区游戏康复体系。

一、问题的提出

　　当前，中国社会面临着异常严峻的人口老龄化问题。其中，阿尔茨海默病（AD）作为老年群体高发疾病也将随着老龄化的越加严重成为威胁中国老年群体身体健康的一大隐患。

　　目前，全球约有 5000 万痴呆患者。据世界卫生组织（WHO）预测，到 2050 年，痴呆患者将上升至 1.52 亿人。[1] 全世界，大约每 3 秒就有一位痴呆患者。[2] 截至 2019 年，我国有 1000 多万阿尔茨海默病（AD）患者，是全球患者数量最多的国家，约占世界痴呆总人口的 25%。[3] 据估计，到 2050 年我国 AD 患病人数将超过 3000 万。[4] 由于认知障碍这一病症的长期性和不可逆性，AD 患者本人及其家庭承担了巨大的经济、生理、心理压力。有数据显示，中国 AD 患者年人均花费 12 万元，因 AD 而产生的年度总花费约为 11 亿元。除此之外，80.12% 的照顾者表示不得不一直看护患者，甚至每日要花 18 小时在 AD 患者身上；有 68.6% 的照顾者表示睡眠不足。有 78.93% 的照顾者认为自己的社交生活受到了影响。[5] 其实在中国社会中，已经对 AD 形成了广泛的认识，但对于 AD 的前期症状 MCI（Mild Congnitive Impairment，轻度认知功能障碍症）的了解与认识还处于非常贫乏的阶段。丁淑平等（2007）对天津、北京、湖北等 22 个省市的城乡老年人进行 MCI 患病率的调查，结果高达 26.42%。由此可见，加强对 AD 前期症状 MCI 的重视，已经迫在眉睫。为了尽量避免 MCI 向 AD 转化，避免 MCI 患者家庭陷入更加严重的生活困境，就要求做到对 MCI 早诊断，早干预，而这无疑会成为我国未来长者服务体系发展中的重要一环。MCI 作为一种轻度的精神疾病，在我国精神病院床位数与重性精神病患数之比达到了 1：842 的现实情况下，难以做到尽收尽治。但我们又确实拥有庞大的 MCI 患者群，所以医院治疗以外的社区干预与家庭管理显得尤为重要。

二、服务人群分析

在本研究中，对 MCI 长者的现状分析，将分为生存困境分析以及需求分析。

（一）生存困境分析

MCI 长者面临的困境来自三个层面：功能、精神以及生理。因为衰老的异常，导致患者功能下降的异常，受到影响的功能包括但不限于视觉、听觉、肢体动作等。还有就是生理层面的困境，由于患病后可能会对疼痛的敏感度降低或者痛感神经受损，导致他们错误地诉说，把痒说成痛等；甚至痛了也不说。这就使得照顾者需要具备更为专业的照顾技能，提高了对照顾者的要求。随着病情的不断加重，MCI 长者后期可能出现无法配合疾病治疗的情况。而这两类困境多为医学层面的概念，且要想使 MCI 长者走出这两类困境是需要医学药物治疗的介入的，即便有社会工作介入，也多为看护照顾，不在本研究的分析范围内，在此就不过多赘述。

值得注意的是 MCI 长者精神层面的困境，也是本研究的重点，它具体表现为：①表达困难。通常会词不达意，找不到合适的词句，比如有时候乱叫人。但这也有其规律，比如他喜欢的人，往往会使用比较亲近的称呼，如"妈妈""姐姐"等。对这些错误，大可不必纠正，将错就错，反而有利于减少他们的挫败感。②理解困难。③想不起来的痛苦。这一点在认知功能障碍患者中体现得尤为突出。在老年社会工作中，社会工作者常常使用往事缅怀的方式帮助服务对象加深对自我的认知，达到肯定自我价值，促进自我发展的目的。但认知障碍最大的特征却是遗忘。所以社会工作者在帮助 MCI 长者进行往事缅怀时要注意由浅入深，加强引导，避免加深 MCI 长者遗忘的痛苦。④被别人埋怨、指责的痛苦。在社会工作的专业中，这样的痛苦被称为"病耻感"，或是"污名"。对 MCI 长者而言，这种病耻感，甚至比病症本身还要痛苦。正因如此，许多 MCI 长者对治疗就有了消极情绪，他们拒绝了解相关的医学治疗，也不信任医护人员。即使进行了药物治疗，也会私自减少药物的服用，这显然是不利于康复的。污名可以被理解为生理特征、性格和行为选择等方面与常人不同且不被他人接受的偏差。MCI 长者遭受到的污名突出表现在对与个人社会生活有密切接触的日常生活，如人际交往等方面。这是社会对于 MCI 长者社交能力的一种否定式的污名，哪怕我们都清楚的是重新建立 MCI 长者的社交能力是促使其趋于稳定状态或者康复的重要内容。⑤迷茫、自责、无助、绝望的痛苦。在确诊时，MCI 长者就会了解到该病症的不可治愈性，从而消极应对治疗。据调查，63.71% 的 AD 患者会因为治疗效果不明显而停药。[5] ⑥幻听幻视的痛苦。这种幻觉是因为脑细胞受损而引起的，严重时会导致行为怪异。

（二）需求分析

根据困境分析，也可以从三个方面来明确 MCI 长者的需求：①治疗需求。在生理上加强对疾病本身的治疗与控制。这就需要在医学的范畴内，不断深入对该病症的科学研究，研发出更加安全有效的控制性药物；帮助 MCI 长者制订合理的医学治疗方案，使用具有针对性的药物，尽量控制并发症的发生。②人际交往与心理疏导需求。要营造良好的 MCI 关爱环境，减轻 MCI 长者的精神负担。首先要在以后的 MCI 的社区健康教育中，加强社区老年人对 MCI 疾病的认知水平，要让老年人一旦在患病之后能科学地自我认识。同时扩大宣传，加强普通大众对 MCI 的认识，让他们了解到 MCI 只是一种因为异常衰老而引发的疾病，而不是精神病，尽量避免对 MCI 长者的污名化。更重要的是要引导家庭环境和积极参与的（人际交流）环境对 MCI 的认识，在照顾与交往的过程中更加保持耐心，加强理解，并在此基础上努力重建 MCI 长者的社会支持网络。③高质量生活需求。根据马斯洛需求层次理论可知，在满足基本的生存需求之后，人就会向往更高质量的生活。MCI 长者某些功能的下降明显影响 MCI 长者的生活质量，因此我们尝试在社会工作领域通过一些非药物的治疗手段来恢复 MCI 长者的部分功能，促进其身心的整合。

三、方案设计

方观容（2007）认为，游戏治疗是以游戏活动为媒介，让个人在游戏的过程中有机会表达自己的感情、暴露自己的问题，并从中得到自我精神困扰解除的一种方法。由此，笔者认为，通过游戏疗法可以使 MCI 长者获得情感上的放松，唤起自身应对困境的力量，从而成为一个有自决能力的人。对于 MCI 长者而言，通过游戏的方式来学习东西，认识周围的事物，可以做到"自发主动"，而遵循 MCI 病情规律，精心设计有利于 MCI 长者发展的游戏，吸引他们自觉、自为、自由地参加到游戏中去，会使他们在充满乐趣、情趣和常识的游戏中训练技能，启发思考，形成能力。

MCI 患者被普遍认为功能缺失，什么事都做不好，甚至成为别人的拖累。而在本研究中将把 MCI 长者及其照顾者集合成一个小组，通过整体的协作获得成果，例如制作一些简单的手工艺品，这种真实可见的成果可以让服务对象获得极大的满足感，以及被接纳的认同感，小组成员间得到彼此的支持，能进一步促进小组中每个个体的身心整合。

MCI 患者在社会中普遍被污名化，在不被理解的生活环境中，他们情绪波动较大。而通过游戏这一非药物的方式进行治疗，可以使其更容易接受疾病下的自我，并在一个较为轻松的氛围中表达自我。在治疗的过程中，通过社会支持的加强，增加对抗疾病的勇气，重拾对生活的希望。

为了在游戏的过程中更好地对 MCI 长者进行认知功能训练，笔者结合简易版的《大富翁》和成都本地美食文化设计了一款游戏棋——"忘不了川菜馆"。

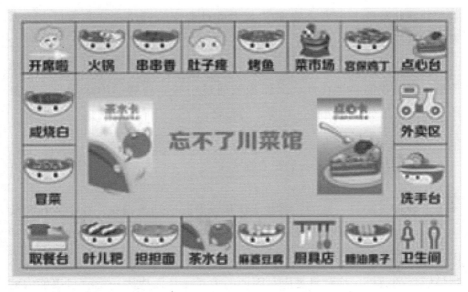

图 1 "忘不了川菜馆"游戏棋

（一）具体规则

"忘不了川菜馆"游戏规则

游戏介绍	这是一款适用于老年认知障碍的简单轻松的桌上游戏。你和你的伙伴将成为川菜馆的食客，购买特色川菜，从其他玩家手中收取饭钱拥有最多财富的玩家将成为超级美食家
游戏配件	游戏餐厅图 1 张、餐前准备卡、菜品卡 17 张、点心卡牌 10 张、茶水卡牌 10 张、棋子 4 个、六面骰 1 个、菜品标记物若干、纸币若干

游戏准备	每个玩家分别选取 1 个颜色的人物，放置在"开席啦"准备出发
	每个玩家获得起始资金 1000 元。将多余的钱放置在一边作为收银台
	将 10 张"茶水卡"和 10 张"点心卡"洗匀放置在餐馆图相应位置，作为等待抽取的牌堆
	将"菜品"排列在桌子的一边，等待玩家购买
移动和结算	从钱包最大的玩家开始，依次进行游戏行动回合轮到玩家行动时先投掷一次骰子，然后按照骰子的点数向箭头方向移动相应步数，最后执行任务停下时到达的格子的效果
菜品与价格	玩家到达无人拥有的菜品或餐前准备时，可以支付金钱向收银台购买该菜品或餐前准备。购买之后，将该处的"菜品卡"放在自己面前，菜品与价格表示该菜品归你所有。当你再次到达自己的菜品时，可以支付金钱将菜品升级。升级时，将一个菜品标记物放置在对应位置上，来表示该菜品的等级。其他玩家到达你的菜品时，他必须向你支付该菜品的价格。支付价格的金额由该菜品的等级决定
特殊点	玩家到达特殊点时，按照相应的文字描述来执行效果
抵押与破产	当玩家需要支付金钱但现金不足时，玩家必须将手中的"菜品卡"按照其抵押价格向收银台抵押，将菜品卡暂用背面向上放置，同时从收银台获得金钱。被抵押的菜品不能收费。玩家可以在自己的行动回合内，再次支付金钱给收银台赎回被抵押菜品。赎回金额为抵押与破产价格＋菜品售价的 10%（四舍五入取整）。当玩家无法支付金钱，并且没有任何卡牌可以抵押时，该玩家破产
	破产的玩家作为失败方离开游戏。他的所有卡牌都归还收银台所有
游戏结束	当任意玩家的现金达到 3000 元时，获得游戏的胜利；当其余玩家都宣告破产时，剩余的玩家获得游戏的胜利

注意事项	当茶水卡或点心卡抽完时，将所有卡牌重新再次组成牌堆
	只有在向前经过，或刚好到达起点时，才可以领取奖励。后退经过起点，不能领取奖励（茶水卡效果）
	当点心卡对玩家造成的移动效果没有方向故不能领取起点的奖励
	当茶水卡发放奖励时，有多个合适的人选，则都拿到奖励
	菜市只对自己的菜品有效
	当你因投掷骰子向前经过而到达监狱时，也不能收取菜品费用或领取奖励，但你无须停留一回合
	玩家应随时将手中的小面额金钱与收银台交换成大面额金钱

（二）社会工作者使用指南

该游戏棋的设计目的是为了让 MCI 长者在社区中以游戏的形式进行康复训练。在这样的非药物康复训练中，社会工作者将担任"康复师"的角色，而在该游戏中，社会工作者应当担任的角色是引导者，其作用主要有以下两点：第一，向 MCI 长者讲述游戏规则，带领其顺利地进行游戏。第二，在游戏的过程中，可以适当地通过游戏对 MCI 长者进行数字训练和回忆引导。社会工作者在带领 MCI 长者游戏的过程中应当注意以下几点：①社会工作者在游戏中的游戏角色是"收银台"，并行使该游戏角色的游戏内容。②社会工作者在游戏过程中应向 MCI 长者讲解游戏相关内容，并在适当的时候对相关问题进行提问，进行瞬时记忆训练，在此过程中社会工作者应时刻保持耐心。③在游戏开始前，带领 MCI 长者用做泥塑的方式来还原菜品，以训练其动手能力。④在"升级"环节中，可以引导 MCI 长者回忆菜品的做法等内容，或者是相关的故事。⑤在康复的过程中，MCI 长者的社会支持网络是其走出困境的主要动力来源，可以美食为媒介在后期举办"美食大赛"等活动来增加他们与亲属间的良性互动。⑥围绕该游戏棋，可以开展一系列的活动，形成一个完整的康复活动体系，如，通过美食来认识彼此（破冰）、美食泥塑达人、游戏棋活动、厨艺争霸、模拟川菜馆。当然也可通过实际情况自行设计活动内容。

四、总结与未来研究方向

（一）总结

游戏疗法在 MCI 长者康复中具有其独特的优势。①随着经济社会的不断发展，老年人的生活物质条件普遍得到了极大的改善。根据马斯洛需求层次理论，在基本物质生活需求得到了满足后，人们就会寻求更高层次的精神生活的满足。因此，游戏疗法的形式就能契合 MCI 长者对于高质量精神文化生活的需求。②游戏疗法对所需物资的要求较低。在医院进行康复训练需要很多专业的医疗器械，而就目前的现状看来，这样的康复方式不仅昂贵，普通家庭难以接受，更重要的是这类医疗资源极度匮乏，难以满足我国 MCI 群体的康复需求。相比较而言，游戏疗法所需的康复器械就简单易得了。③游戏疗法对康复师的要求较低。在医院对 MCI 患者进行康复指导的康复师必须具有医疗教育背景以及大量的医学知识储备并且通过国家的相关职业技能认证。在我国，执业医师的数量与重性精神病患人数的比值达到了 1∶121，更何况轻度精神疾病医患比。与上千万的 MCI 患者群相比，我国从事 MCI 康复治疗的医师数量就显得微不足道了。而游戏疗法对康复师的素质要求就相对较低。

此外，随着社会的不断发展与进步，人们对游戏的认知和需求也在不断加深，游戏的形式与内容也应该不断丰富。所以在运用游戏疗法的时候，社会工作者应该立足地方特色，与时俱进，不断创新，积极探索游戏疗法的新模式。

（二）未来研究方向

下一步研究将在实践中展开：在与视觉设计专业跨专业合作的背景下，选择合适的社区招募小组成员开展工作，在小组实践探索的过程中对游戏棋进行应用与修订。利用简易精神状态量表（Mini‐Mental State Examination，MMSE）以及日常生活能力量表（Activity of Daily Living Scale，

ADL）进行前后测，对该游戏棋进行效果评估。

参考文献

［1］World Health Organization. Toward a dementia plan：a WHO guide ［R］. Geneva：World Health Organization，2018.

［2］Alzheimer's Disease International（ADI）. World Alzheimer Report 2018 ［R］. London：Alzheimer's Disease International，2018.

［3］Emma Nichols，et al. Global，regional，and national burden of Alzheimer's disease and other dementias，1990－2016：a systematic analysis for the Global Burden of Disease Study 2016 ［J］. The Lancet Neurology，2019，18：88－106.

［4］王英全，梁景宏，贾瑞霞，等 . 2020—2050 年中国阿尔茨海默病患病情况预测研究 ［J］. 阿尔茨海默病及相关病，2019，2（01）：289－298.

［5］中国老年保健协会阿尔茨海默病分会 . 中国阿尔茨海默病患者家庭生存状况调研报告 ［R］. 2019.

与生命战士同行

——基于医务社工个案介入肿瘤儿童家庭的案例浅析

秦　敏

2016 年 6 月，某社会工作服务中心受民政局、某三甲医院支持，立项社会工作示范项目，以医务社会工作者角色介入儿童血液科服务。

一、个案概况

娜娜（患儿化名），今年 6 岁，2016 年 5 月因为反复发烧于当地妇幼保健院检查被告知疑似白血病，转至四川某三甲医院重症监护室住院治疗 32 天，其间左肩胛部包块活检，疑似淋巴瘤，噬血细胞综合征诊断成立，开始化疗。化疗后，伤口感染严重，并伴有伤口不愈合。

2016 年 8 月 10 日，娜娜入院四川省另一家三甲医院儿科肿瘤科进一步治疗。由于娜娜病情复杂，基础疾病重，高度怀疑肿瘤但一直未确诊，不化疗则性命不保，化疗又加重了伤口继续溃烂。

娜娜家住农村，父亲之前在工厂当熨烫衣服的工人，后一直在建筑工地从事水泥工；母亲主要在家带娜娜及其姐姐，于当地镇上兼职做缝纫工；姐姐上小学四年级；爷爷奶奶在农村务农；娜娜一家与亲戚朋友及周围邻里关系融洽。

娜娜从 2016 年 5 月患病至 8 月，共花费医药费 21 万余元。娜娜一家在娜娜患病前刚翻修了房屋，家庭无储蓄存款，娜娜之前的医药费用基本由娜娜的母亲向亲友及邻里借得。目前娜娜的治疗费用也全由亲友、邻里接济。娜娜患病后，父亲辞去水泥工的工作，母亲也辞去镇上兼职的缝纫工作，双双在院照顾娜娜，无经济收入来源。

娜娜的父亲性格内向，文化水平较低，不善于言谈，无照顾孩子的经验，在娜娜患病的整个过程中，无论是向亲友借钱借物、安顿大女儿的生活、其他家庭事务安排还是在院照顾娜娜，都显得不知所措，全盘需要娜娜的母亲操持。

娜娜的母亲承受着经济的压力、照顾孩子的疲惫、孩子病情的不断恶化等多重压力，同时丈夫的无为，让她觉得自己是一个人在战斗，对丈夫的态度不仅是抱怨，更多一些失望和反感。

2016年9月7日，由于娜娜病情不断恶化，治愈希望渺茫，为了让孩子如愿地度过生命最后的历程，娜娜父母最终决定放弃治疗。9月8日，娜娜回家后离世。

二、过程介入

2016年8月14日，社工通过娜娜主治医生的转介，了解到娜娜的病情以及娜娜一家的情况后，开始对娜娜一家进行跟进。

（一）收集资料，初步建立关系

社工在患儿主治医生处，了解患儿及家庭的基本情况，同时了解患儿的病情以及后续治疗安排等情况。

第一次服务：社工以入房探访的形式，了解娜娜在院适应情况，初步建立与娜娜及娜娜母亲的熟悉关系，随后引导娜娜的母亲谈娜娜患病医治的过程，收集娜娜一家家庭关系、经济收入等情况。

第二次服务：社工通过给患儿带水彩笔、涂鸦绘画本的方式，让患儿及家长看到社工具体协助的能力，初步建立与娜娜及父母的信任关系。社工与患儿的父母通过聊天的方式谈目前孩子的治疗状态，发现患儿父母最担忧的除了患儿的病情，还有患儿高昂的治疗费用怎么解决的问题。同时患儿的父母都不了解相关的救助政策、救助途径，也不了解相关的医疗报销政策等。

（二）评估案情，制订初步跟进方案

需求分析。社工通过整理医生处所了解的资料及娜娜父母处所了解的情况，发现娜娜及父母有以下方面的需求：娜娜的入院适应，家长精神减压，经济救助，调整夫妻关系，获得支持与陪伴，对娜娜最坏情况（死亡）的心理准备与接纳。

跟进计划。社工根据与娜娜及父母的关系、娜娜及父母的需求，采取以下跟进方式：从陪伴和支持该家庭为着手点，协助娜娜适应在院生活及治疗，帮助该家庭寻求经济援助，通过以上具体的协助，与娜娜的父母建立更深入的信任关系，继而协助娜娜父母精神减压，调整娜娜父母的夫妻关系。

（三）社工服务跟进

第一阶段，建立深入的信任关系。

第三次服务：社工通过陪同娜娜一同进行心电图检查，安抚娜娜检查前的紧张情绪，检查过程中鼓励娜娜，让娜娜平静地通过心电图检查；陪伴娜娜母亲等待医生为孩子清理左肩胛感染部位，在母亲听到患儿哭声而叹息流泪时，给母亲支持和关心；陪同娜娜父亲一同听取医生介绍娜娜目前病情，并协助娜娜父亲将娜娜的病情清楚地传达给娜娜的母亲。

第四次服务：协助娜娜的母亲寻找经济救助渠道，经过其他家长推荐，娜娜的母亲决定使用"轻松筹"网络募捐，社工协助娜娜母亲整理及上传相关资料，同时协助推广宣传，最终获得两万余元的善款。

第二阶段，协助家长减压，缓和紧张的夫妻关系。

第五次服务：社工通过分别与夫妻双方面谈的方式，了解夫妻二人目前的状态。娜娜母亲方面，社工以倾听的方式协助娜娜母亲倾诉孩子从5月患病以来的经历和各方面的压力与委屈，以及对娜娜父亲的不满与失望。娜娜父亲方面，社工了解到娜娜父亲：第一，心理承受能力相对比较弱：当得知患儿病情，常感到心慌、四肢无力。第二，反应能力相对比较弱，缺少主见：当问题出现时更多的是紧张和焦虑，少理性面对问题、寻找解决办法的能力。第三，自我认同感低：总觉得自己什么都做不好，自己学历低、见识少，等等，从而一味否定自己。第四，有责任心：希望找到一份兼职工作补贴家用。第五，对娜娜的病情处于不接纳状态：要用尽一切办法为孩子救治，即使没有钱在院治疗，也要去寻找民间偏方治好孩子的病。

（四）社工与娜娜爸妈面谈

本次介入分析：由于娜娜的母亲承担着照顾孩子、处理家庭大小事务的重担，没有更多的心力和经历去顾及夫妻关系的协调，同时夫妻关系紧张的源泉为娜娜父亲的无为，根据这样的情况，调节夫妻紧张关系的着手点和着力点应放在娜娜父亲方面。同时，通过本次面谈发现夫妻二人对孩子的治疗抱有很大的期望，娜娜母亲方面相对父亲方面更能接受孩子目前的病情。

第六次服务：社工首先带领娜娜父亲一起进行面对问题与困难的放松练习；其次协助娜娜的父亲拓展思路去发觉解决困难的种种方法，并寻找适合的解决办法，同时及时予以实施。比如，看娜娜输液情况，娜娜父亲经常会忘记看女儿的点滴是否已经输完。他可以在手机上设置闹钟提醒、可以把提醒自己的话写在纸上、可以麻烦其他家属提醒等，从这些方法中寻找出一个自己觉得最适合的方法，并及时实施。最后，社工为娜娜父亲布置家庭作业，邀请娜娜父亲想一件自己觉得有困难但是又能找到解决办法的事情，把该项事情完成，并给自己一个肯定的微笑。

第七次服务：社工在接到主治医生的转介时，明确患儿的病情危急，随时都有生命危险，所以社工在整个跟进过程中都有涉及本阶段的内容：协助娜娜父母去看一个生命的过程，陪伴与支持娜娜父母，让娜娜的父母看到自己的努力与付出，当医生告知娜娜父母孩子治愈的希望只有10%后，娜娜父母最终决定放弃治疗，社工陪同娜娜父母为孩子买了娜娜最心爱的玩具，协助娜娜父母安排回家车辆，在娜娜一家回家途中通过微信方式关心支持娜娜父母。

三、服务成效

（一）从服务对象层面

一是娜娜有了社工的协助后，觉得虽然没有姐姐在院陪伴玩耍，但住院生活没有那么枯燥和孤单，更能配合治疗。

二是娜娜的母亲觉得和社工面谈后，整个人要轻松很多，仿佛心中的垃圾得到了清理。娜娜母亲虽未感受到丈夫的变化，但是社工的努力让她觉得安心许多，社工的关心与支持，给了她很大的动力去面对困难。

三是娜娜的父亲觉得社工协助解决了一定的经济困难问题，同时在社工的协助下他自己也意识到自己需要努力和改变的方向。

（二）从医务人员层面

娜娜的父亲在社工的协助下，更容易听懂医生的医嘱，也能更好地完成医生交代的事情，减少了医生与患者家属沟通的困难。

八岁小白的天堂

——跨专业介入安宁疗护案例实践

陈艾君

一、案例背景介绍

（一）服务对象病情简介

服务对象 H，8 岁，2017 年 6 月因急性 T 淋巴细胞白血病型入院进行化疗，后于 2018 年 3 月进行造血干细胞移植术，术后 5 个月，服务对象 H 脑膜复发再次入院治疗。

2018 年 10 月，H 骨髓复发，再次经过强化疗后骨髓 CR2，但伴发严重感染。担心 H 的身体状况不能承受二次移植，且二次移植可能影响生命质量，服务对象父母选择放弃所有治疗。

2019 年 10 月，H 第三次骨髓复发，继续化疗并进行二次移植的治愈率极低，医学上评估 H 的生存时间不足半年。

2019 年 12 月 3 日，服务对象出现呼吸衰竭，于次日凌晨离世。

（二）服务对象生理、心理、社会情况

1. 生理情况

（1）骨髓复发导致肝脾肿大，表现为经常性的腹痛。

（2）骨髓复发状态下，免疫功能低下，出现左手食指采指尖血部位感染溃烂。

（3）反复输血治疗，为减少过敏反应，使用激素类药物后出现心情烦躁。

2. 心理情况

服务对象情绪开朗时，有很强的欲望尝试身边的新鲜事物，玩具、游戏、医务社工开展的活动、与同龄病友之间交流等。

但服务对象也会经常性的情绪烦躁，其情绪受药物主导明显，服用地米期间，对母亲的依赖极度强烈，需要母亲寸步不离守候，抗拒与除母亲和医生之外的人交流。三年的住院时光，长期脱离了学校、社区，多次复发，反复入院，在服务对象每一次认为自己终于可以开心地过正常孩子生活时，噩耗总又悄然而至。尤其是在服务对象未复发时去迪士尼乐园、川西高原地区旅行过。川西高原旅行完后，紧接着伴随着第三次复发，这也导致了服务对象母亲心中有愧疚之感，认为是带服务对象到高原地区旅行直接导致了复发。

服务对象对于自己的病情有一定的了解，也表现出超出 8 岁儿童的认知，甚至会安慰焦虑的母亲，也时常会说"这个世界上除了我没有人能比我待我妈妈更好"，担心自己离世后没人能照顾好妈妈。服务对象面对可能到来的自己的死亡，表现出对母亲的担心程度超越担忧自己的身体。

3. 社会情况

服务对象父亲无正式职业，服务对象生病期间歇性学考公交车驾驶 A 照，无固定收入，承担辅助照顾服务对象的责任。

服务对象母亲为服务对象治疗医院分院职工，也是家庭主要收入来源，但服务对象患病后，在服务对象奶奶的主张下，暂停工作全身心投入照顾服务对象。由于服务对象母亲为医院职工，其领导听闻孩子患重病，也给予她特殊照顾。

服务对象的爷爷奶奶辅助服务对象母亲照顾患儿，为服务对象与其母亲送饭。爷爷奶奶在服务对象第二次复发后开始信佛，经常会在家中念经，向服务对象描绘佛教天堂、极乐世界。

服务对象父母在服务对象生病后情感上的矛盾日益凸显，其母亲将全部的精力放在了照顾孩子上，生活方式也发生了巨大的变化，几乎住在了医院，夫妻之间相处模式也发生了改变，总是争吵，气头上时，服务对象母亲甚至说想要在孩子离世后结束与服务对象父亲的婚姻关系与自己的生命。

家族将服务对象治疗方向的决定权全部交给服务对象母亲，每当到了需要作决定的关头，服务对象父亲、爷爷、奶奶总是会说"我们都听 H 妈妈的"，这也让服务对象母亲倍感压力与焦虑。

二、案例分析（评估）

医务社工在进行临终关怀介入前，分析评估服务对象及其家庭存在以下问题：

（一）生理上

主要通过与服务对象主治医生交流与日常探访获得信息。

一是经常性的肚子疼痛，须使用一些止痛药物。

二是左手指尖溃烂化脓，须外科医生进行小手术处理伤口。

三是每周都须输血小板。

（二）心理上

一是服务对象情绪开朗时，有很强的欲望尝试身边的新鲜事物，但无聊的病房生活总是让服务对象感到沮丧，有丰富其日常生活的需求。

二是服务对象对于自己的病情有超常的理解，知道自己可能不久于人世，但不认为死亡纯粹地代表痛苦，对死亡有着富有童心与宗教属性的理解，但仍然属于较模糊的猜想。

三是服务对象面对可能到来的死亡，表现出对母亲的担心程度超越担忧自己的身体，担心自己离开后没人能照顾好母亲，帮助照护好服务对象父母的感情，让服务对象认为其母亲有了很好的托付，也是服务对象潜在的需求。

（三）社会上

服务对象自生病以来几乎都在住院，长期远离学校、社区，缺少朋辈支持，一直以来都希望能举办一个以自己为中心的，有至亲家人、同龄伙伴、亲近的医护人员与医务社工参加的生日宴会。这种类型的支持能够满足服务对象渴望被关注、关怀的需要。

三、服务计划

(一) 服务目标

1. 总目标

介入服务对象安宁疗护服务，处理服务对象父母情感危机。

2. 分目标

(1) 与服务对象和家属达成复发后医疗介入目标共识。

(2) 跨专业协作缓解服务对象疼痛等临床症状，减少非必要医疗治疗介入。

(3) 了解服务对象需要，引导支持回应需求，提高生命质量。

(4) 协助修复服务对象父母夫妻感情，提高服务对象照护质量。

(5) 介入服务对象的家人后期哀伤辅导。

(二) 服务策略

总体采用个案管理模式，通过医务社工对服务对象需求分析，协调整合资源，以服务对象为主体，同步介入家庭支持，提高晚期生命质量。

(三) 服务程序

一是与服务对象及家庭建立与维护服务关系。

二是了解服务对象及其家庭的需求。

三是整合资源，协助服务对象家庭完成。

四、实施过程

(一) 专业关系的建立与维护

早在 2017 年 6 月，在服务对象初次确诊后便建立了服务关系，并在服务对象 3 年漫长的治疗之路中，日常服务"150 + 次"，积累并维持了良好的专业关系。

（二）与服务对象面谈，探讨死亡议题

服务对象全面复发后，医生团队评估化疗与二次移植治愈希望都极小，继续治疗是增加服务对象生理上的痛苦。其间服务对象母亲询问医生能不能再上化疗药时，医生告诉她上药风险太高，甚至会加速死亡。在此艰难境况下，家属选择去寻找中医，希望在中医体系里找到延缓死亡的药方。

服务对象家属将决定权交给服务对象母亲，面谈只有服务对象母亲、主治医生与医务社工团队参与。她感到压力巨大、伤痛和焦虑，始终无法说出放弃，心理上认为放弃便是有愧于服务对象。对于 8 岁儿童来说，对于死亡已有自己的臆测，服务对象表现出超常的淡然。医务社工评估鉴于家庭权力结构和服务对象认知水平，针对服务对象目前的身体状况与其家属的状态，服务对象主治医生和医务社工团队决定同服务对象及家属进行正式的面谈。

在征得服务对象监护人同意后，2019 年 10 月 17 日，医务社工和服务对象主治医生与服务对象进行了一场正式的面谈。包括服务对象父母、爷爷奶奶都在场。（见附件谈话内容）

谈话过程中，也得知服务对象母亲有向服务对象表达过在服务对象离世后，有想随他而去的自杀倾向。要避免悲剧的发生，让服务对象母亲打消不理智的念头，也是医务社工团队当下所需要处理的危机事件。

在谈话中得知服务对象自己并不想继续受痛苦的治疗，对于死亡他表现出无知与淡然，认为只要有莲花池可以洗澡，如游戏里般幻想的场景，舒适的居住环境，他便不会害怕，对于死亡的理解富含童趣与宗教属性。服务对象受到爷爷奶奶信佛的影响，这在一定程度上宽慰了服务对象爷爷奶奶的心理，爷爷奶奶认为孙子会顺利进入心中所信仰的天堂，消除痛苦。对于服务对象父母，能够听到服务对象童趣的描述，也是一丝宽慰。

（三）协助服务对象及家属作出医疗意向决定

面谈中，主治医生与医务社工团队客观地向服务对象家属陈述了服务对象目前的身体状况。如果选择继续治疗，过程中可能会出现的症状和极低生存率；如果选择放弃，家属心理上面临的挑战，并介绍目前国内安宁疗护开展的情况，并表达与家属共同参与安宁疗护服务的想法。

家庭成员未能都说出决定和达成方案的共识，在听到服务对象说不愿意再接受痛苦的治疗与孩子面对死亡的描述后，服务对象母亲最终选择放弃治疗，家属逐渐达成共识。在病情沟通知情同意书上签署了放弃治疗，决定将寻找治愈方法转移到提高服务对象生命质量方面。在服务对象母亲作了这个决定后，并没有决绝地转移到服务对象的临终陪伴，存在反复纠结是否作了正确的决定，仍然在反复询问："真的没救了吗？真的没救了吗？"如何疏解服务对象母亲对儿子的愧疚感，缓解她作完决定后身上产生的压力，也是医务社工接下来面临的问题。

（四）医护、社工与家属多元参与，回应服务对象社会心理需要

服务对象的 8 岁生日是 11 月 18 日，医生评估根据服务对象目前生理状况，在这一个月时间里，服务对象可能死亡或是濒临死亡的状态。医务社工团队决定以生日宴会提前为由，定于两天后的 10 月 18 日举办。整个过程服务对象自决生日会的安排（见附件谈话内容），包括装饰、菜品、人员、服装等。医务社工团队对接场地，得到了就餐地准备的专门场地，安排专业厨师大力支持。确定参与人员名单，主要是社工团队与服务对象熟悉的医护人员，邀请参加过志愿服务的有摄影特长的志愿者，请同龄伙伴参与宴会。医务社工对医护人员、其他孩子和参与人员也作了提前告知患儿，提前有心理准备。生日宴会上，服务对象收到心仪的礼物，品尝心仪美食，拍满意的抖音视频，受到现场所有人的关注，让服务对象最后阶段生命质量得到了提高。

（五）强化服务对象父母之间情感支持，降低服务对象离世后对亲属的创伤影响，预防极端事件发生

服务对象常说："我是这个世界上最宠我妈妈的人"，服务对象常会担心自己离开后没人能照顾好妈妈，希望爸爸能代自己把妈妈照顾好。而在当前情况下，应当引导服务对象父母情感向好的方向发展，稳定夫妻婚姻关系，减少服务对象担忧，能够在服务对象离世后，形成稳定有效的家庭情感支持。

在两年的服务过程中，通过与服务对象父亲、母亲交谈和行动观察，发现夫妻之间存在情感基础。但在组成家庭后，长期的经济收入不对等，再加之重大家庭变故下生活模式的改变，夫妻二人失去独处的时间，对彼此越来越疏远。而当前服务对象母亲有了自杀的倾向，更需要父亲情感上的支持，医务社工团队单独找到服务对象父亲，希望能够做一些计划性的事情，比如服务对象的心愿清单，在服务对象离世后父母也能代替他实现，也让服务对象母亲有所寄托，用替代补偿的方式消除服务对象母亲在孩子离世后自己便一无所有的感受。

医务社工团队进行资源链接，将成都信息工程大学社工专业 40 名大学生来医院参访的日子协调在服务对象生日当天。在参访交流结束后，参与服务对象生日会，见证父母情感修复仪式。服务对象在亲属搀扶下，到达医院会议室，意料之外的生日安排，让服务对象和亲属倍感温馨。父亲现场向母亲朗诵书信告白，再送上特殊的千纸鹤。

赠送戒指，单膝下跪向妻子表白，在书信中表达未来与妻子一起的生活规划，包含生活中将作出的改变、未来的旅行计划，服务对象父亲对与妻子未来生活的温馨和期待。

（六）协助服务对象后事处理，介入家属哀伤辅导，让最后一程有温度

12 月 3 日晚上 10 点，服务对象出现呼吸困难，意识模糊症状。按照家属前期达成的共识，未进行有创抢救，将服务对象移至单独房间，有主

治医生、医务社工和亲属陪伴，约 5 小时后离世。按照家属需要，服务对象遗体直接送往殡仪馆。第二天一早医务社工指导父亲完成相关手续。母亲在医务社工陪同下，再走了一遍服务对象前一日在医院走的路，听母亲哭诉服务对象一路来的治疗和生活回顾，给予适当的语言和身体回应。逐步引导母亲安排患儿后事想法，母亲表达期望和服务对象进行有仪式的告别。接下来两天，医务社工与亲属通过现场和电话沟通，协助组织服务对象的遗体告别仪式。按照服务对象生前对天堂的认知和亲属的需要，告别厅设置为服务对象喜欢的天堂元素（阳光、大海、城堡、金色小路……）在童谣中，母亲给服务对象做道别，亲属表达思念和祝愿，在一首告别诗中，大家环视服务对象遗体，做最后的告别。

五、案例评估（成效）

医务社工在进行临终关怀介入后，分析评估目标达成情况以及服务对象及其家庭的改变：

（一）生理上的效果

在医疗维持治疗支持下，优化服务照护方式，服务对象最后疼痛症状不明显，最后生命质量相对较高。

（二）心理上的效果

一是开展多种形式活动和日常探访，丰富日常生活，提高了服务对象临终前的生命质量。

二是与服务对象谈死亡，引导服务对象看待死亡，未发现明显的死亡恐惧。

三是让服务对象见证父母情感恢复，减少担忧。

四是对服务对象家属进行哀伤辅导和过程支持，协助其处理善终事务，家属哀伤情绪明显缓解。从服务对象逝后半年，父母夫妻关系观察，明显优于前期关系，共同参与社交，有意再考虑生育。

（三）社会上的效果

为服务对象提供来自学校、社区和企业朋辈的支持，满足服务对象渴望被关注、关怀的需要。

六、专业反思

本案例立足生命质量优先，尊重服务对象自决原则，与家属逐步达成安宁疗护介入共识，运用优势视角、生态视角、系统视角等多种视角理论看待服务对象面临的困境。开展一系列的服务，关注服务对象需要，关注家属情绪，预防生命离世造成创伤，协助善后事宜。平衡医务社工介入有位不越位。

围绕提高生命质量，跨专业合作协作，深化临床医疗实践。随着"生理—心理—社会"的全人照顾医疗模式得以发展，从以治疗为中心到以病人为中心，需要医务工作者和医务社会工作共同参与，回应患者疼痛管理、社会参与、家庭关系等方面需要。在安宁疗护病例介入过程中，围绕提高晚期生命质量的目标，形成不同角色参与功能叠加成效，也需要前期不同专业团队形成基本信任和协同机制。随着老年化加剧和重疾暴发，死亡和善终将成为众多家庭和医疗机构临床医护人员必须面临的问题，需要创新实践，改善医疗服务质量。

附件：

医务社工与 H 谈话内容

第一部分：与 H 探讨死亡议题

以下对话服务对象由 H 代称，医务社工团队由医务社工代称。

医务社工：宝贝儿，这一次回来住院你知道为什么吗？

H：知道啊，复发了嘛。

医务社工：这一次如果要继续治疗的话可能会比以前都更艰苦，你自己怎么想的呢？

H：我不想治疗了。

医务社工：宝贝儿，你知道如果不治疗会怎么样吗？

H：就会死呀。

医务社工：死了会怎么样？

H：上天堂。

医务社工：那如果死了，还有别的地方去吗？

H：还有地狱。

医务社工：那你知道天堂怎么去吗？地狱怎么去吗？

H：好像去地狱要喝汤。

医务社工：去地狱是先会过一个桥叫奈何桥，遇到一个婆婆叫孟婆，她给你喝一碗汤，喝完后你就会忘记一切了。去天堂，你先会走过一个很黑很黑的通道，可能你前面会先看不见，然后有可能你会觉得呢，身体比较痛，或者是火烧火燎的，但是你不用怕，壮起胆子往前走，后面可能就会看到光亮。（与医学上临终前身体表现相似）然后就会有长着翅膀的天使来接你进去入住了。

（描述了天堂和地狱的差别）

医务社工：到了你的天堂准备干什么呀？

H：就像住酒店一样是吗？

医务社工：对呀，你想里面有什么东西？

H：至少有洗澡的地方嘛，像个莲花池那种。住的房子呢就像迪士尼里面那种城堡，要挨着海边的，从海边到房子是金色的路。

医务社工：你在天堂，会想爸爸妈妈吗？

H：不会啊，我有我的事情，我很忙啊。

医务社工：那爸爸妈妈想你怎么办？

H：没问题啊，如果妈妈想我的话，可以咔（手比了一下这个抹脖子的动作）。

（此时意识到 H 妈妈在平时给过 H 一些明示或暗示，会在 H 离世后自

杀随他而去）

医务社工：孩子，你记住，如果自杀的话是下地狱的，你记得刚刚说的分别是怎么去天堂和地狱吗，两个是永远不能再见面的，所以如果自杀了以后就再也见不着了。

H立即拍拍他妈妈，说：听到没，妈，周妈说的，如果咔的话就要下地狱，你就再也见不到我了。

第二部分：与H讨论生日会安排

在给服务对象服务过程中，医务社工团队一直都知道H想办一场生日会，但由于一直生病没能实现。由于担心等不到11月18日，医务社工提前与H母亲沟通，假装是顺口提出来，了解H想要的生日会场景与形式，并且想办法在H不起疑心的情况下如何提前举办。

医务社工：我是10月16日生日，你是11月18日，我就比你早一个月，那要不我们两个就干脆一起过一个生日，举办一个更大的生日会。

H：可以啊，这种是不是叫龙凤胎啊？

医务社工：对啊对啊，我们一男一女一起办是很吉利的哦。那这么大的事儿，我们是不是要先准备一下？就像彩排一样，10月18日彩排怎么样？到时候你正式生日11月18日我们可以准备得更好。

H：好啊，那到时候要在桌上摆个龙凤蜡烛。

医务社工：可以啊，到时候让社工姐姐们帮你准备，你还想要什么样的场景呢？

H：要请几个小朋友，还要有很多气球，因为我要拍抖音，嗯……每人送我一个礼物，到时候还要和每个人都拍照。

医务社工：可以啊，你想吃些什么呢？

H：炸鸡！还有小龙虾，其他的你们随便点啦。

医务社工：没问题，那就这么定啦。

游戏治疗与脑瘫儿童的康复训练

赖　敏　陈会全

一、引言

目前，大众对于游戏的理解只是停留在儿童时期玩乐概念的层次上，对游戏在康复训练中所扮演的角色，对患者治疗的积极意义甚少了解。《辞海》里"游戏"的解释是：游戏是体育的重要手段之一，是文化娱乐的一种。当下，学者们对"游戏"的定义有不同的见解，各定义对游戏本质的描述是相似的，即游戏是自愿的活动，游戏是日常生活的表征，游戏包含着丰富的快乐体验，它是有规则的活动等。李娇（2011）指出：学术界对于游戏比较一致的理解是具有一套共同的行为倾向和情感体验，具有各种不同行为类型的"主体性"活动的总和。游戏强调内在动机，具有自发性、自由选择、正向的情感、主动参与，同时属于人格特质的维度。

皮亚杰认为，儿童认知共经历三个阶段：感觉–运动阶段，即儿童利用感觉和运动来征服他周围的整个宇宙；象征性思维阶段，进行模仿和象征性的活动，开始运用符号来表示和代替周围的人和物；逻辑思维阶段（6、7～11、12岁），儿童开始具有逻辑思维和理解概念的能力，能够系统地运用概念来认识和控制周围环境。皮亚杰认为，13岁以下的儿童主要都是通过游戏的方式来学习东西，认识周围的事物，强调"自发主动"，精心设计有利于儿童发展的活动，吸引儿童自觉、自为、自由地参加到活动中去，使他们在充满乐趣、情趣和常识的活动中学习新知识，训练新技能，形成新能力。苏联心理学家维果茨基（1976）认为，游戏可直接促进儿童的认知发展，象征游戏对儿童抽象思维的发展具有重要价值。此外，在埃里克森的"人的生命历程八阶段"中，提到6～11岁的孩童对于游戏很喜爱。他们不喜欢一成不变的固定训练，反而对于有同伴互动式的游戏很感兴趣，投入也更为积极。因此，从儿童喜爱游戏并能从游戏中成长的特点出发，对于单一的、令人厌烦的传统训练，加入游戏的元素十分有助于脑瘫儿童的康复。

二、游戏治疗的适用群体

目前运用游戏治疗较多的是针对脑瘫患者、自闭症、智力障碍及某种强迫症患者的康复，这些病症的康复便于运用游戏治疗的方式来予以缓解或消除。他们大多在儿童早期就表现出某种生理或心理功能的缺陷，从患者本身的康复需求来看，我们可以通过游戏治疗的方式来帮助他们进行康复训练，而且就脑瘫儿童患者来说，他们的最佳训练期、训练最为有效的时间一般都在 13 岁以下，训练效果最为明显；加之有着趣味性与高度参与性特点的游戏治疗能让更多的孩子积极地参与到游戏治疗中。因此，对于这个阶段的孩童，他们最适宜游戏治疗的康复训练形式。

三、以脑瘫儿童为例，谈游戏治疗在康复训练中的运用

笔者在某康复及假肢中心实习时，为脑瘫儿童的康复训练提供以游戏训练为主要内容的康复小组服务。服务对象的年龄分布为 6 岁半到 11 岁，男女比例平衡。他们对康复训练的需求主要有：平衡感的训练、下肢力的训练、走路训练、腹部力量的训练等（见表 1）。单纯地让他们进行仰卧起坐、走路来锻炼他们的腹部力量和身体平衡感，他们总表现得被动、不积极、训练不专心。脑瘫部门负责人员反映服务对象们在一成不变、周而复始的身体训练内容之后，对训练内容开始表现得积极性不高，主动性下降，每天完成的锻炼指标开始下滑，有时服务对象在康复训练的过程中就开始分心在一旁玩耍，呈现出锻炼的空隙。

于是，笔者通过游戏治疗，如让他们参与扮演白雪公主与小矮人或进行接力比赛，让他们在游戏中不知不觉地进行"跑步"、上下蹲并团结协作完成集体任务，他们可以全身心地投入游戏当中，不仅完成了康复训练

的任务，在整个过程中还表现得非常开心。在实践中，笔者了解到当我们通过带有治疗性质的游戏带动服务对象进行康复训练时，他们的康复训练任务完成得更好，并且在康复训练的过程中保持着愉悦的情绪。身心灵的发展是人各方面的发展，康复训练不只要让身体受伤的人获得痊愈，也要让受伤或不健康、待发展的心灵得到发展。因此，在重视游戏治疗的方法让患者们接受身体康复的同时，心灵也得到健康的指引。显然，游戏治疗不仅顾及了身体的训练，也满足了促进心灵发展的需要。

（一）服务对象基本资料

表 1　服务对象成员的基本资料

服务对象	基本资料	需要的康复训练类型
亲亲	男，6 岁半，走路膝盖弯曲，不习惯行走，多通过爬的方法代替、无法长时间站立	走路训练、平衡感的训练、下肢力的训练、腹部力量的训练
成成	男，9 岁半，能快步走路，但是膝盖弯曲，脚底不能完全着地	走路训练、平衡感的训练、下肢力的训练
涵涵	男，6 岁，有轻微的自闭症，不轻易与人交谈，走路须戴矫形器	走路训练、平衡感的训练、下肢力的训练
小雨	男，5 岁半，不能走路，站立需要辅助器具，性格活泼，与亲亲关系亲密，不能长时间站立	走路训练、平衡感的训练、下肢力的训练、腹部力量的训练
潼潼	女，11 岁半，以前通过训练能走路，后来训练中断，走路困难，沉迷电脑游戏，不喜欢和其他小朋友玩，站立困难	走路训练、平衡感的训练、下肢力的训练、腹部力量的训练
小玉	女，13 岁，性格乐观，训练积极，走路比较困难、不能长时间站立	走路训练、平衡感的训练、下肢力的训练、腹部力量的训练
茹茹	女，9 岁，性格乐观，训练积极，喜欢玩游戏	走路训练、平衡感的训练、下肢力的训练
兰兰	女，8 岁，喜欢和朋友玩游戏，有时性格比较烦躁，不听大人的话，生气的时候会破坏东西	走路训练、平衡感的训练、下肢力的训练、腹部力量的训练

（二）康复小组的活动内容部分设计

笔者根据小组前期与服务对象的接触，以及与脑瘫儿童服务部门负责人的交流，了解服务对象身体康复训练的相关需求资料。笔者了解到服务对象在直立行走方面都有一定的困难（见表1），都需要下肢肌肉的训练、平衡感的训练等；部分脑瘫儿童还需要腹部力量的训练。因此，笔者在设计游戏的时候，将能够达到下肢肌肉训练、平衡感训练及腹部力量训练目的的运动加入游戏活动当中（见表2），让他们参与扮演白雪公主与小矮人，在小矮人与白雪公主回家的途中设计一些关卡、障碍，而"通关秘诀"需要他们做一些下蹲、投掷等动作或是走一段有"路障"的崎岖之路，这些都可以让他们在游戏之中不知不觉进行身体的康复训练。

表2　康复小组活动内容的部分设计及目的

活动内容	活动目的
1. 带领小朋友们跳健康操； 2. 进化游戏：鸡蛋、小鸡、母鸡逐级进化	在游戏中训练小朋友的站立及下蹲，锻炼他们的下肢力
1. 开车接力赛：将小朋友分为两组，每组拉一辆小车，进行接力赛； 2. 白雪公主与小矮人回家之旅	1. 配合康复训练，训练脑瘫儿童的下肢力； 2. 训练小朋友们走路及下蹲，增强腿部力量
1. 健康操； 2. 小小运动会	1. 进行腿部肌肉的训练； 2. 通过环境模拟和角色扮演的方式进行互动，能够在不知不觉中进行康复训练，同时留下美好的回忆

（三）游戏治疗小组的困难和解决办法

1. 不清楚游戏规则

由于脑瘫儿童家长的介入以及工作人员没有对小组规则约束力的重申，服务对象没有独立地参与到游戏当中，加上脑瘫儿童对于这类游戏还没有很好的理解，康复训练活动的效果并不明显。针对这一问题的解决办法是工作人员同服务对象一起制定游戏规则，充分发挥他们的主动性。在与他们的家长协商之后，取得家长的支持，家长们不再介入游戏当中，他们只在一旁观察或者作为啦啦队为参与游戏的服务对象加油打气。

2. 个别成员出现情绪波动

在小组活动初期，潼潼是服务对象中年龄比较大的女孩子，她在活动中表现得比较孤僻，不爱和其他成员交流，对于游戏活动比较抗拒，并在第一次活动中中途退场。工作人员鼓励潼潼参与到活动当中，当她开始在活动中积极表现时，及时给予鼓励与表扬，工作人员也可以动员其他成员和潼潼建立良好关系，设计一些团体游戏，让潼潼感受到来自成员的关心。

3. 活动氛围难以掌控

脑瘫儿童小组的成员大部分都是6~9岁的孩子，在小组活动开展的过程中，经常会出现失控的局面：小朋友们在一个游戏结束之后表现得很活跃，七嘴八舌一直不停地跟伙伴或者跟旁边的家长说话，不能很好地跟着活动流程走，所以工作人员要花很多时间停下来调整现场氛围，然后继续进行游戏。针对此情况，工作人员重申小组的规则，让组员明白违反规则是不对的。但有时活动带领人也要聆听小朋友们的声音，他们也许在表达一些对游戏活动很重要的内容，比如说他们对本节游戏活动的喜爱与否，他们喜欢的游戏是什么，工作人员也要给予时间，让他们尽情讨论。

（四）游戏治疗小组活动的效果

服务对象会不舍得游戏结束，孩子们提到在游戏中感到很快乐，时间一下子就过去了。与此同时，他们在活动中也不知不觉地完成了康复训练的任务。如服务对象大多都需要平衡力、锻炼下肢力的训练，通过游戏治疗他们在游戏中自愿、主动地进行"跑步"、下蹲、团结协作完成集体任务等活动时，可以全身心地投入游戏当中，不仅完成了康复训练的任务，在整个过程中还表现得非常开心。

在接力赛游戏中，工作人员将脑瘫儿童分成两组进行接力比赛，他们彼此之间互相鼓励，加油助威，轮到自己上场时又竭尽全力以最快的速度或走或跑完成自己的比赛路程，这直接完成了他们的走路训练。如果生硬地让他们各自进行走路训练，气氛难以活跃起来。对于年龄稍大的不爱与其他小朋友玩耍的潼潼以及有自闭症倾向的涵涵来说，让他们主动参与集体性游戏，对他们自己心灵的成长，也是一种极大的帮助。

四、游戏治疗与传统训练方法的联系

两种训练方法的最终目的都是为了让患者得到训练，克服患者身体某种生理心理功能的缺陷带来的不便，实现患者病症的缓解或康复，以恢复其生理心理功能，恢复其适应生活的能力。关于游戏治疗与传统训练方式在实践运用中的比较，周强羽（2007）提到传统的训练方法主要是利用地形、地物做各种上下坡跑步、阶梯的训练，或者是大负荷的杠铃、下蹲、跳跃式的训练等，这些都是为了让训练者的肢体力量得到增强；而游戏训练的方法则是通过多样性、高度参与性、趣味性、适中的运动量、活跃的训练气氛使训练者在训练结束之后达到比较好的训练效果。因此，游戏训练方法在学生与训练者中更受欢迎。

五、游戏治疗与传统训练方法的区别

（一）训练方式

训练的方式不一样。传统的游戏训练，在没有形成小组之前，脑瘫儿童纯粹地做类似仰卧起坐、站立、踩健身车等常规的体育训练作为康复训练的主要内容。活动成员像做早操一样分散在一处，没有交流与互动，以单独的个体进行康复训练。而游戏治疗是在一个小组内进行，组员间有不同的分工。如在接力比赛的游戏中，组员们可能是对手也可能是队友，需要互相配合，同心协力一起完成一个任务——以最快的速度到达终点。他们之间密切互动，互相加油配合，他们是集体性地进行训练，而不是分散性地各自完成自己的训练任务。

（二）训练形式

训练的形式不一样。在设计小组活动的游戏之前，我们要考虑服务对象的需要，他们目前最需要的是身体下肢力的训练、平衡感的训练、走路的训练，等等，他们喜欢什么性质的游戏，他们的身体状况适宜哪些游戏，还有游戏规则的繁简程度，以及他们的理解程度，这些因素都需要考虑进去，因此，当孩子们发现，将要进行的是他们感兴趣的游戏时，他们会非常开心主动地投入其中，像一般孩子玩游戏一样开始身体的训练，而不是在训练医师和父母的叮嘱命令下，被动地完成康复医师所指定的训练任务。

（三）训练内容

训练的内容不同。传统的训练方法只是一味地训练身体某特定功能，如走路训练，就是让患者走一段路，而游戏治疗往往伴有游戏规则、角色分工等环节，需要活动成员们进行角色分工，共同完成游戏规定的任务。如小组活动中，我们设计了白雪公主与小矮人的游戏，让服务对象选择故事里面的人物角色来扮演，这不仅能让他们进行内部交流互动，还能促进他们对各自即将扮演的角色的认识理解，这个过程对他们的人际交流、自我认知能力及与他人的团结合作能力等有很大的促进作用，这些都是传统的训练方法没有涉及的内容。所以，游戏治疗的训练内容更加多元化，训练范围也更为广阔。

（四）参与者的态度

参与者的态度不同。传统的训练活动不考虑活动主体是否喜欢，是否能够接受，训练主体只是任务式地被动地进行。而游戏治疗则是根据孩子的意愿进行，游戏治疗带领者非常关注孩子的情绪反应，如果他们在游戏中感到挫败、生气、抗拒，我们应该反思是孩子情绪还是游戏设计本身有问题。就像在小组活动遇到的困难及解决办法里谈到的，工作人员不能强制他们继续参与游戏，应该让服务对象自己做主，自己决定是参与还是退出小组活动；如果他们在游戏中感到疼痛，要他们明白疼痛本身也是一种自我保护机制，如牵伸时疼意味着有毛细血管损坏，工作人员要留意在身体放松时进行适当的训练，游戏活动强度不宜过大。

（五）负责训练的工作人员的角色

负责训练的工作人员扮演的角色不同。传统的康复训练老师只是监督训练者是否认真完成康复训练的指标、关注受训者动作是否规范，却不关注他们对康复训练内容的态度是否乐意接受、主动参与，对训练的方式方法是否认可喜欢。他们是高高在上的"老师"，是权威的代表，有时甚至是严厉的"管理者"，不做或者做错了的孩子要受罚。而游戏治疗的工作人员是游戏活动的设计者，他们关注参与游戏的成员是否接受，是否喜欢带有训练性质的游戏，他们更多关注的是成员们在游戏中的表现，有时，他们也与成员们一起玩游戏，加入他们的游戏当中，这时的工作人员是与他们"一起成长的伙伴"，这在最初的小组活动的设计上都有所体现。

（六）对训练方法的要求

对训练方法的要求不一样。传统的训练方法要求很简单，只要对身体具有康复的疗效即可。而游戏治疗具有双重要求，作为治疗性质的游戏，它本身就要有治疗的效果，即参与游戏的成员会在游戏的过程中接受锻炼获得成长；另外，作为游戏的一种，它也应具备游戏的趣味性、竞技性、互动性和奖惩性，而且游戏治疗面临的活动成员服务对象都具有某种病症，可能是脑瘫儿童、自闭症患者、智障儿童、多动症患者等，游戏也应将活动成员的身体状况考虑进去，不能让游戏成员在做游戏的过程中受到伤害，安全性是第一位的。相对于传统的训练方法，游戏治疗的要求更高也更为复杂。

六、总结

游戏治疗是在皮亚杰儿童游戏理论、游戏理论以及全人康复理论的支撑下正在发展形成的一种康复训练模式。游戏治疗作为康复训练的一种方法，它与传统的康复训练方法有所区别，它在帮助案主实现身体心理功能恢复的过程中，更加关注案主的兴趣、情绪体验的主动性、积极性。

　　游戏治疗在实际运用中，要考虑到很多因素，如出于游戏本身的考虑，它要符合游戏趣味性、多样性、规则性、互动性等要求；同时，它作为一种康复训练的方法，也要具有医学上的"治疗"作用，即促进生理心理功能恢复的作用。同时，游戏治疗也通过小组成员之间的交流互动促进成员人际沟通技能的提升与小组成员的自我成长。

参考文献

　　[1] 李娇. 孤独症儿童游戏特点和康复训练研究 [D]. 南京：南京师范大学，2011（5）.

　　[2] 方观容. 漫谈游戏治疗 [M]. 专家访谈课程之《方观容文集》，2007.

　　[3] 吴兆芳，姜赤秋，姜琨，等. 游戏训练对脑瘫儿童的家庭及环境疗效的影响 [J]. 中国康复理论与实践，2010，16（7）.

　　[4] 刘艳. 论游戏与孤独症儿童康复 [J]. 医学纵横，2011（10）.

　　[5] 陈东霞. 运用游戏训练法培养高校学生干部的团队精神 [J]. 科技信息，2007（18）.

　　[6] 陈黎琴. "组织行为学"教学中的游戏训练研究 [J]. 中国地质教育，2006（1）.

　　[7] 周强羽. 游戏训练在教学实践中的应用 [J]. 中小学实验与装备，2007（3）.

　　[8] 王巧敏，黄钢，章小雷，等. 沙盘游戏对注意缺陷多动障碍的治疗 [J]. 中国心理卫生，2010（9）.

　　[9] 赖雪芳，黄钢，章小雷，等. 儿童游戏治疗的研究及应用 [J]. 医学综述，2009，02（3）.

　　[10] 汪玉娇，张烨. 探索游戏治疗法在儿童自闭症康复中的应用 [J]. 按摩与康复医学，2010，11（中）.

　　[11] 宋成忠，马艳平，杨凯，等. 游戏疗法在儿童语言发育迟缓训练中的应用 [J]. 世界中西医结合，2012（2）.

　　[12] 张丽玲，白学军. 合作游戏训练对学前儿童合作行为的影响 [J]. 心理与行为研究，2010，08（3）.

浅议社区康复中的家居环境改造

——以下肢、视力、手部残疾为例

高梦婕　陈会全

为残障人士创造良好的社会环境，是他们全面参与社会生活的重要条件，同时也是社会文明进步的表现。残疾人家居环境无障碍能够改善他们的日常生活能力，进一步提高他们的生活质量，提高自我能力，使残疾人拥有更加积极的生活态度，能更好地回归社会。本文从社区康复的发展现状以及优势入手，引出残疾人家居环境改造的主题。文章通过分析轮椅使用者、视力残障者、手部障碍者三类残疾人不同的需求，提出不同的家居环境改造的意见，以便解决残疾人群体日常生活障碍。最后文章指出无障碍改造在进行中的困难，呼吁社会大众对残疾人家居环境改造有所重视，也为社会工作者介入其中提供了有力的依据。

一、引言

残疾人是一个特殊群体，也是一个困难群体，由于身体存在不同方面的损伤，使他们不能很好地完成居家生活中的简单事务。对残障人士的关注度是检验社会文明、进步与否的重要标志，其中无障碍设计就是为了帮助他们能够在家中更方便地进行日常活动，从而更好地融入社会的一项康复服务。

无障碍设计由欧美国家率先提出并实践。1959 年欧洲议会通过了"方便残疾人使用的公共建筑的设计与建设的决议"，1959 年瑞典发布"为残疾人的住宅建设规定"，1961 年美国提出第一个"无障碍标准"（汪涛，2009），而后大多数发达国家的无障碍实施情况都达到了较为完善的程度，几乎所有公共设施都满足无障碍设计的要求。

而家庭作为残障人士生活的重要场所，无障碍设施的建设，关系到他们的日常生活的独立性程度，关系到他们的无障碍权利能否得以实现，关系到以人为本理念是否被贯彻落实。对于无障碍环境的改造应在家居环境中给予更多的关注，进行家居环境改造时应考虑残障人士的生理及心理需求，使他们在日常居家生活中与普通人的差异性缩小，树立他们的信心，使他们得到满足感。

第二次全国残疾人抽样调查表明，我国现有残疾人共 8296 万，我国共有残疾人家庭 7050 万户，其中有 240 万户的城镇残疾人家庭主要依靠低保维系生活，农村的贫困残疾人家庭达到 1100 多万户（第二次全国残疾人抽样调查领导小组，2006）。由于生活困难，在他们生活的环境中基本没有坡道或扶手等无障碍设施以及坐便器等无障碍生活用品，导致残障人士的日常生活非常不便，不仅限制了他们的日常活动范围，而且影响了他们生活状况的改善，推进残障人士家居环境无障碍改造的工作刻不容缓。张海迪在第九届人大会议上提出"希望建筑师为我们做无障碍设计"。《中共中央 国务院关于促进残疾人事业发展的意见》提出："有能力的地区应该对残疾人家庭居家环境无障碍改造提供资助。"各省市应该依据本地区实际，制订残疾人居家环境无障碍改造计划。在推动残疾人家庭无障碍改造工作方面，须切实保障残疾人的无障碍权益。在政策提出后，残疾人住所有所改变，但得到改造的家庭与广大残疾人家庭相比是九牛一毛。究其原因主要是资金不足、重视不够。本论文从使用轮椅者、视力残障者和手部障碍者三类残疾群体的需求出发，尝试遵循社区康复中"因陋就简、因势利导、因地制宜"三因原则，使家居环境改造能造福更多的残疾人家庭。

二、残疾人群体居家生活的挑战

残疾人群体由于存在部分身体损伤，导致日常生活的不便。他们所进行的一切活动都需要家人的帮助或者通过辅具来完成，容易给家人造成负担，这会使他们产生自卑感，从而导致他们不愿走出家门，更少与人交流，循环往复，不利于他们的身心发展。表 1 是 Barthel 指数评定量表，概括了残障人士在居家生活中可能出现的困难，根据得分情况来得知残障人士的独立性。根据评估日常生活自理能力表及不同残障人士的行为能力来看，轮椅使用者在日常生活中面临的困难主要在于洗澡、如厕、床椅转移、上下楼梯方面；而视力障碍者的困难表现在进食、洗澡、穿衣、如厕、上下楼梯等方面；对于手部障碍者的困难是进食、穿衣等方面。

表 1　Barthel 指数评定量表

序号	项目	完全独立	需部分帮助	需极大帮助	完全依赖
1	进食	10	5	0	—
2	洗澡	5	0	—	—
3	修饰	5	0	—	—
4	穿衣	10	5	0	—
5	控制大便	10	5	0	—
6	控制小便	10	5	0	—
7	如厕	10	5	0	—
8	床椅转移	15	10	5	0
9	平地行走	15	10	5	0
10	上下楼梯	10	5	0	—

结果判断：

60 分以上：良，ADL 基本自理

59～41 分：中，有功能障碍，ADL 部分自理（需要帮助才能完成 ADL）

40 分以下：差，ADL 明显或完全依赖他人照顾

20～21 分：ADL 部分依赖（需要很大帮助才能完成 ADL）

20 分以下：ADL 完全依赖（完全需要帮助才能完成 ADL）

三、无障碍改造的原则及意义

（一）无障碍改造的原则

安全性原则。残障人士身体机能存在一定程度的损伤，导致其行动不方便，同时感知能力的降低使他们对事物的敏感度不高，所以他们在居家

生活中有较大的安全隐患。所以在家居环境改造时一方面家具材料的选用应是环保健康的，不会损害残障人士的身体；另一方面应采用圆滑、没有棱角的家具，让残障人士在日常活动中不会出现磕碰、擦伤等情况。

自主性原则。残障人士家居环境改造主要是为了他们能够独立操作设施设备，在一定程度上减少他人对残疾人的帮助，同时增强他们的自信心，以及人体活动的愿望和独立生活的能力。在家中独立操作各种设施对普通人来说不算什么，但对残障人士来讲却是一件很自豪的事情，这种自豪感更能让他们体会到身体与精神的放松。

易用性原则。残障人士有着不同程度的损伤，其行动的灵活性和日常生活的能力都低于普通人。因此家居产品的设计应考虑使用者存在文化水平、语言技能、身体缺陷等不足现象，能达到易于残障人士学习，操作流程尽可能简单化，能够更好地满足用户的需求，即在功能结构、空间大小等方面尽量做到无障碍。

情感性原则。即家居环境改造在满足残障人士日常生活的基础上，赋予环境一种情感内涵，并在日常生活中感受到蕴含的情感，给残障人士舒适温馨的情感体验，做到满足残疾人的生理和心理需求。

（二）无障碍改造的意义

刘永斌曾说过："良好的社会环境和空间环境是提高残疾人生活质量、扩大残疾人社会参与程度的必备条件，主要包括两个方面：一是要尊重残疾人，创造扶残、助残的氛围，帮助残疾人克服自卑心理，自尊、自爱、自信、自强。二是改造妨碍残疾人回归社会的一些环境空间设施。"残疾人作为社会的一个特殊群体，他们需要得到帮助和关心。无障碍环境正是将残障人士与社会相连接的桥梁，让他们在无障碍环境中体会到生活的美好，能够更好地回归社会。

残疾人家庭环境无障碍改造有效针对残疾人家庭日常生活可能遇到的障碍而进行改造，通过改造必要的居家生活设施，无疑大大方便了残疾人起居和独立生活，促进残疾人走出家门融入社会，减轻家庭成员的负担。家居环境的无障碍，体现出了"以人为本"的思想，它从残障人士真正的需要出发给他们创造了更适合他们居住的生活环境，让残障人士能更好地享受物质、精神文明发展的成果，使整个社会充满人文主义的关爱。

四、社区康复中家居环境改造的现状

残疾人家居环境无障碍改造是社区康复的重要环节，家居无障碍增加了残疾人日常生活的便利性，使他们能够更自信地走出家门，更好地进行社区康复。

2000 年，我国提出《关于加强社区残疾人工作意见》，首次提到我国残疾人社区工作包括建立社区残疾人协会、为残疾人提供帮扶服务、推进残疾人社区康复、建设社区无障碍环境、保障残疾人合法权益、活跃残疾人文化生活 6 个内容。但目前我国社区康复中的家居环境改造还存在许多问题：一方面现代康复概念尚未推广，资金投入与康复需求差距较大，覆盖范围不广，同时对社区无障碍环境的建设意识不足；另一方面，传统意识根深蒂固，残疾人自身对社区康复的意识不强，认为社区提供的康复项目较少，不能满足他们的需求和帮助他们有效恢复。同时社区没有为他们出行提供便利的无障碍环境，因此降低了参与社区康复的意愿。

我国残疾人家居环境无障碍改造起步比较晚，近年来，社会对残疾人群体需求越来越关注，并提出了"无障碍设施""以人为本""人性化设计"等理念。理念的提出使公共设施开始注重无障碍坡道、盲道等。虽已有了飞跃性的发展，但和发达国家相比仍然有很大的差距。特别是在室内无障碍设计这一块有着较大差距，而残疾人群体在室内的时间多于室外。随着社区康复服务的开展，人们更加关注残疾人家居环境的设计，对家居环境改造有了更多的需求，为残疾人群体创造更加舒适温馨、适合他们居住的环境，提高他们的生活质量成为无障碍改造的重要方向。

因此，社区方面应根据社区康复原则，"因地制宜、因陋就简、因势利导"地完善社区康复模式，加大宣传力度，普及康复知识，提供更便利的康复服务，适当提供家庭康复服务以及社区无障碍设施建设；另外，服务使用者应表达自己的康复需求，为社区康复能提供更好的服务作贡献。

五、不同类型残疾人的家居改造方向

由残疾分类表可知残疾的种类较多，本文主要选择呈现三类群体的居家生活困难及家居环境改造措施。

（一）轮椅使用者

轮椅使用者主要是躯体或下肢有损伤而造成行动困难的一类人。他们主要行动特征为水平推力差、行动比较迟缓、其进行活动会受到轮椅的宽度及高度的阻碍、转动身体较困难等。因此在家居设计方面应注重以下问题：

首先是客厅的改造。就沙发而言，不应该选择太柔软的材质，在沙发旁需要有一个能方便轮椅使用者站立和坐下的辅助台。此外茶几的高度应适中，不能太高或过低，应符合残疾人在轮椅上的高度，方便其拿取或放置物品。同时要将茶几的棱角包裹住，以防轮椅使用者在行动过程中受伤。

其次是厨房的改造。厨房的设计主要在于轮椅使用者烹饪的习惯，这样才能有效利用厨房空间，减少不必要的麻烦，做到厨房无障碍。比较合理的厨房空间一般是以"三角形"为设计原则，就是把"烹饪区、储藏区、操作区"这三个点的相关功能放在最佳位置，构成三角形组合（孔国庆，马营，2011）。这样不仅可以避免操作时的相互干扰，同时也方便轮椅使用者减少不必要的移动。橱柜的设计应低于常规设计，同时洗涤等区域须留足够大的空间让轮椅可以嵌入，方便轮椅使用者操作。同时厨房的天然气管道设计也须特别注意，保证轮椅使用者的安全。厨房应安装紧急呼叫铃，以备出现危险情况时能通知家人来帮助自己。

最后是卫生间的改造。洗脸盆的高度需要降低，最好采用挂壁式并符合轮椅使用者的高度，方便轮椅使用者使用起来无障碍。坐便器最好就安装在洗脸池旁边。在坐便器的正前方墙壁上可安装把手，让轮椅使用者抓住把手后顺利滑到马桶上（见图1），或是在正上方安装吊环来帮助轮椅使用者移动身体。浴缸样式的选择最好使用折叠式，浴缸的高度应和轮椅的高度相等，在浴缸边缘安装简易扶手，或者使用可以开门的浴缸，以便轮椅使用者能更方便地进入浴缸。在浴缸底部需要安装防滑装置，如防滑垫等。可在浴缸中设置淋浴，应采用恒温的喷头，减少淋浴中不必要的麻烦。浴室同样需要配备紧急呼叫铃，以防出现危险情况时能通知家人来帮助自己。

首先，轮椅使用者家中的地板应使用防滑、耐磨的，减少轮椅对地面产生的压力；其次，家里的电器、插座等应设置得比较低，来配合轮椅使用者的高度，家具的选择应该稳定牢固，最好是没有棱角；再次，家中的门最好采用电动开启门或是材质较轻的推拉门、折叠门等，方便他们进出；最后，阳台应使用可升降型的晾衣杆，方便轮椅使用者使用。

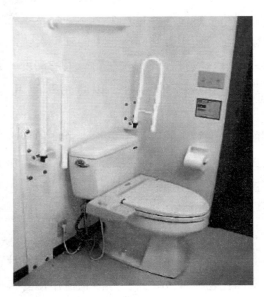

图1

（二）视力残障者

视力残障者可分为低视力和盲人两种，他们在视力方面有不同程度的损伤，对外界信息感知的方式更加具有局限性。因此在家居环境改造方面主要从听觉和触觉方面入手。

对于全盲的人来说，他们不能用视觉来定位，在陌生的环境受到意外伤害的风险增加。因此主要发挥其听觉上的优势，设置语音独立操作提示，如电饭煲按钮上有盲文，点击一下语音自动播报，通过音响等可发声的物品来引导其行动，沿墙要尽可能少地放置物品，避免因物品的突出而致其摔倒。同类物品或常一起使用的物品归类或盲文标记，使其更容易寻找与使用。韩国学生 Jin Won Heo 专为盲人设计的浮标杯子，在杯把设置了一个浮标，浮标底部能够根据水的多少上下移动，当浮标顶端碰到手指则表明水杯已满，这样可以告知视力残障者是否还要继续加水（见图 2）。

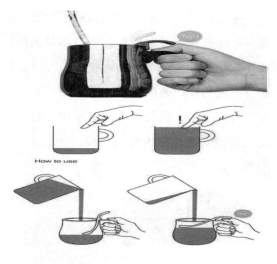

图 2

对于低视力者来说，物体的大小、光照的强弱以及色彩的反差对其视觉辨认有着直接的影响。因此低视力者的家居环境改造就要根据其视觉特点设计容易被辨识或被记忆的标识。他们对空间光线的要求较高，因此房间的布置应明亮通透，但是要避免眩光，特别是镜子或玻璃等的反射光，避免对低视力者造成困扰。通过颜色的反差来刺激低视力者，让他们能够更准确地获得信息，比如在转角或台阶加装醒目条，或是物体本身与其边缘用不同的颜色来区分界限，使低视力者更能辨别出物体。

视力残障者家居环境设计，要求各种设施的高度要避开可能给他们造成危险的范围。特别是插座及电器设施，要对其采用绝缘材料同时加装防护装置，保障视力残障者用设施设备的安全。地板要使用防滑材料，在卫生间、卧室、厨房等地安装安全铃，确保他们处于危险时能够求救。

（三）手部障碍者

本文所说的手部障碍者主要为手部力量不好或手指的缺失者，这类群体的行为特征为：手能够活动的范围和握力都小于普通人，双手并用的动作和精巧的动作对于他们来说也是很困难的，如不能牢固地抓扶手、比较困难地从高处取物、对设备的开关按钮很难控制等。

针对上述情况，手部障碍者的家居环境改造需要注重以下几点：尽量少设置抽屉，将常用物品放置在易取之处，柜门尽量不使用需要提拉或扳动的样式，尽量使用按压弹开的。常用的设施尽量增设免持装置或者使用代偿工具，来减少不能使用该设施的尴尬。手部障碍者在用餐时常会打翻饭碗，因此可以在餐具底部加设橡胶封闭圈将碗固定在餐桌上，避免此类情况发生。同时使用防滑餐具，减少使用障碍，使其操作更加方便。图 3 是为了方便手部障碍者使用电脑打字而设计的产品，图 4 为避免他们不能

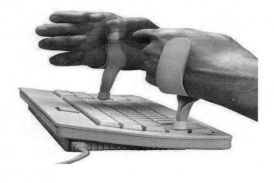

图 3

很好地使用刀具等设计的产品。

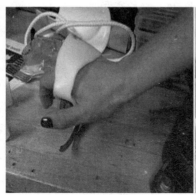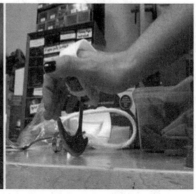

图 4

六、家居环境改造的困难及社工的介入

家居环境的改造能够帮助残障人士更好地应对居家生活遇到的困难，让他们能自己完成更多的家庭事务，能够更好地面对挑战以及重拾信心。虽然残疾人家居环境改造在我国已推行多年，但困难重重，成效不佳。主要表现为：

第一，经费不足。残疾人家庭需要被改造的地方较多，花费较大，而这部分都是由政府承担，造成政府负担重，因此能够被改造的家庭户数有所限制；

第二，重视程度不足。我国目前没有系统的家居无障碍改造规范，以及无障碍环境建设的相关政策标准。同时对残疾人家庭改造由政府主导，其他社会组织参与较少，社会大众也知之甚少，全社会无障碍意识有待进一步提高；

第三，改造内容单一、个性化不强。对家庭的无障碍改造没有回应个别残疾群体的需求，改造的项目也比较单一，针对性较差。

因此社工介入残疾人家庭的改造工作时首先需要对残疾人进行需求评估，同时须遵循社区康复中的"因陋就简、因地制宜、因势利导"原则。

从"因陋就简"原则来看，在经费不允许的情况下，社工应按照残疾人家庭原有的样式来对其进行无障碍改造，避免大修大改，尽可能减少不必要的耗费，以最少的花费做到最便利的改造，同时社工应帮助残障人士尽快适应各种辅具的使用，早日生活无障碍；从"因地制宜"来说，对残疾人家庭的客观条件进行量体裁衣式改造，实行一个家庭一个设计方案，社工应了解当地的文化风俗和生活习惯且在设计改造方案时应充分考虑这些因素；从"因势利导"来看，社工可以向残疾人宣传家居环境改造方面的国家政策，让残疾人家庭了解被改造所需的条件，使他们能得到政府支持。

对于家庭贫困又迫切需要进行家居环境改造的家庭，社工可以充当资源链接者，动员社会资源为残障人士及其家属提供支援，根据残疾人的需求，链接资源改造家庭环境，使居家环境无障碍。最后积极倡导，提高社会组织的参与度和社会的无障碍意识。

结语

残疾人由于身体缺损，失去部分躯体能力，在生活上容易产生障碍。这些障碍都会影响其日常生活能力，使得残疾人的生活面临着各方面的困境，因此必须改变这种现状，提高残障人士的日常生活能力，提升他们日常生活水平。而提高残疾人的日常生活能力不仅是恢复生物意义上的功能，还要恢复社会意义上的能力，使残疾人真正地融入社会。

为使残疾人更好地融入社会，政府应完善相关领导机制，有计划、有组织地安排有关残疾人的康复工作；合理配置卫生资源，组建跨专业的残疾人工作团队，更加关注并投入资金到残疾人家居环境改造方面；社区可开设残疾人康复中心或开展残疾人互助支持小组，构建残疾人支持网络，提供社会支持与自然支持相结合的方式对残疾人进行日常生活能力训练，减轻残疾人经济和心理负担，帮助他们早日无障碍地回归社会。

家居环境改造须因人而异、因地制宜，满足个体的需求，让他们在日常生活中树立信心，相信自己有权利、有需要、有能力和其他人一样参与社区生活，充分发挥自己的潜能，实现自身价值。

参考文献

［1］第二次全国残疾人抽样调查领导小组，中华人民共和国国家统计局．2006 年第二次全国残疾人抽样调查主要数据公报［J］．中国康复理论与实践，2006，12（12）．

［2］负大利．对残障者的切身关怀：论城市公共设施中的无障碍设计［D］．保定：河北大学，2008.

［3］吴晔．残疾人社区服务研究：现状、问题与对策：以浙江省为例［D］．杭州：浙江工商大学，2013.

［4］宋端树，张珏．残障人士室内家具的需求与人性化分析［J］．包装工程，2008.

［5］杨浩．残疾人家庭无障碍改造设计研究［D］．北京：清华大学，2014.

［6］朱怡．残疾人社区康复服务研究［D］．天津：天津师范大学，2012.

［7］李艳，史玲莉，张长杰，等．社区康复在残疾人康复体系中的意义及发展现状［J］．中国康复理论与实践，2012，18（2）．

［8］李兴．浅谈社区康复基本知识［J］．按摩与康复医学，2012.

［9］许晓鸣，王宏，许弦歌．论辅助器具与残疾人的关系［J］．中国康复理论与实践，2007（4）．

［10］田玉梅．残疾人和老年人的居住空间无障碍研究［D］．天津：天津科技大学，2003.

［11］汪涛．居住空间无障碍设计研究［D］．沈阳：沈阳航空工业学院，2009.

［12］孔国庆，马营．浅谈无障碍厨房设计［J］．韶关学院学报，2011，32（5）．

［13］李剑，尹莹，李励．社区康复的开展［J］．医学理论与实践，2008（1）．

［14］陈斌．无障碍住宅设计研究［D］．重庆：重庆大学，2006.

［15］李胜利，孙喜斌，王荫华，等．第二次全国残疾人抽样调查残疾标准研究［J］．中国康复理论与实践，2007（9）．

［16］李高峰，段金娟，赖卿，等．肢体障碍者无障碍卫生间设计探讨：以手动轮椅用户为例［J］．中国康复理论与实践，2013，19（4）．

［17］李帆．居住外环境的无障碍设计研究：针对肢体残疾儿童的研究［D］．西安

建筑科技大学，2002.

　　［18］郑飞雪，贝维斯．辅具适配和环境改造在残疾人社区康复中的实践及启示［J］．中国康复，2014，29（5）．

　　［19］徐翠锋．听力残疾儿童康复存在的问题［J］．中国校外教育，2011（7）．

　　［20］刘永斌．残疾人辅助器具与环境改造［M］．北京：华夏出版社，1999.

"钻家"而非"专家"：
精神障碍社区康复的策略浅析

陈会全

精神障碍者的社区康复对其整体康复具有显著意义，已成为政府重要关注并推动的领域。本文指出，现有针对精神障碍者的社区康复实践存在不足，在政府购买服务的背景下，应该在社区推动稳定的家庭干预，即走进家庭以更好地理解和回应精神障碍者及其家庭的多元需求。

一、开展精神障碍社区康复的必要性

2009 年，中国疾病预防控制中心精神卫生中心数据显示，中国各类精神疾病患者人数在 1 亿人以上，重性精神疾病患者人数已超过 1600万，精神疾病在我国疾病总负担中排名首位，约占疾病总负担的 20%。随着经济发展和社会转型，精神卫生工作涉及面越来越广，敏感度越来越高。精神障碍给社会、家庭带来沉重的负担，因此减少疾病复发率，提高患者的社会功能，对减轻家庭及社会负担具有重要意义。[1] 2017 年颁布的《关于加快精神障碍社区康复服务发展的意见》指出，社区康复服务是精神障碍患者最终摆脱疾病、回归社会的重要途径，要发挥专业社会组织的力量，加强精神障碍治疗与康复资源的整合协调，打通医疗、康复服务循环梗阻。要支持家庭更好地发挥主体作用，构建社区支持网络，以促进精神障碍患者生活自理、回归社会为最终目标。本文正是在此政策背景下，认为专业的社会组织应在社区精神康复中发挥家庭的主体作用，并通过支持家庭实现对精神障碍者的日常生活中社区康复服务，以弥补医院康复和社区康复相脱节的不足，促进医院、社区两种康复的衔接和整合。

（一）医院社区一体化服务的作用及限制

目前，我国的精神健康工作仍旧以医院的医疗为主，社区层面的康复工作存在服务能力欠缺、缺乏可持续发展的经费、监护随访困难、个案管理欠规范等问题，造成社区精神康复人才短缺、现有服务缺乏持续动力、重型精神障碍者脱离管理等问题。[2] 与此同时，很多医疗工作者针对精神障碍者及其家庭的复杂需要，尝试探索医院社区一体化服务。医院社区一体化作为一种无缝隙服务，本质在于找出服务中存在的所有缝隙，提供细致的人性化服务，追求专业化、及时主动、高质高效的服务[3]。医院社区一体化主要工作内容如药物管理、压力管理、社交技能训练、生活技能训练、残留症状应对方法、情绪管理、预防疾病复发知识、职业技能训练等[1]，在康复状态、社会功能与家庭环境、生活质量等方面都有积极作用[4-9]。医院社区一体化能明显改善精神障碍者的社会功能，提高他们的总体幸福感和自尊心，同时也能提高服药依从性和药物自我管理能力[10]，患者的精神症状减少，社会功能缺陷程度明显降低[9]。让患者不脱离家庭不脱离社区就能得到方便、经济、有效的综合护理，降低复发率，让患者早日回归社会，同时也能减轻政府和社会负担，有利于构建和谐社区。[8]但以医疗工作者为主的医院社区一体化服务，难免运用病症的视角规划和设计精神疾病患者的心理和社会功能康复的活动，使患者成为被动的参与者，社区层面的服务也成为疾病视角的延伸。[11]

尽管学者们普遍同意医院社区一体化对精神健康工作的积极作用，但实际上医院社区一体化的工作并没有全面铺开，仍旧以医院的医疗为主，缺乏日常生活处境中的康复服务，康复过程的主导更多为医护人员，精神障碍者及其家庭更多被动接受。院内治疗与社区康复相脱节成为我国当下精神卫生工作的重要现实，即使有尝试将医疗与社区康复结合起来更多的也是以医务工作者的研究课题项目形式出现，缺乏长期稳定、高素质社区精神康复服务，社区精神康复现状仍未改观。

（二）专业社会组织开展社区康复的政策导向

有精神健康问题者的康复目前仍以生物医学模式下的住院医疗为主，

社区层面的精神康复因理念滞后、人才不足、经费扶持有限等，更多集中在医疗管控，随着新时期的社会治理要求，过去的工作策略迫切需要调整。童敏指出，社区的精神疾病防治工作受到行政影响，习惯采用行政命令的方式，社区工作人员对专业的社区精神病防治康复工作缺乏了解和相关训练，需要专业社会组织进入社区。[12]2015 年 6 月 4 日，国务院办公厅转发了国家卫生计生委、中央综治办、国家发展改革委、民政部等 10 部门制订的《全国精神卫生工作规划（2015—2020 年）》（简称《规划》）。《规划》指出，到 2020 年要积极营造理解、接纳、关爱精神障碍者的社会氛围，提高全社会对精神卫生重要性的认识，促进公共心理健康，推动社会和谐发展。《规划》明确要求，到 2020 年 70% 以上的县区设有精神障碍社区康复机构或通过政府购买服务等方式委托社会组织开展康复工作，探索建立精神卫生专业机构、社区康复机构及社会组织、家庭相互支持的精神障碍社区康复服务体系。

党的十九大报告中明确提出"健康中国"战略，2017 年 10 月 26 日民政部即会同财政部、卫计委、中残联联合发布了《关于加快精神障碍社区康复服务发展的意见》（民发〔2017〕167 号），《意见》明确指出要培养一批民办精神障碍社区康复机构，要发挥专业社会组织的力量，支持家庭更好地发挥主体作用，构建社区支持网络，以促进精神障碍患者生活自理、回归社会为最终目标。以上两份文件明确指出了支持专业社会组织在社区开展精神障碍社区康复服务，强调组织、家庭相互支持，发挥家庭主体作用等内容。

二、"家庭干预"：专业社会组织开展精神障碍社区康复的必然选择

家庭成员在患者的康复过程中扮演着重要的角色，同时也面临着巨大压力和困扰[13-14]，使得他们在日常生活中不得不花更多时间和精力照顾精神障碍者的生活，也影响到他们自身的精神健康。张春燕等认为，在国内，由于经济、文化、社会因素的多重影响，患者所需求的社区康复面临

着严峻的问题，患者出院后得不到有效的社区康复，家庭往往需要承担患者康复的重任。[15]同时，如精神分裂症患者家庭存在功能状况不良，较正常家庭而言存在亲密度、过高或过低的情感表达、界线不清、过度控制和沟通不足等问题，而家庭功能状况及支持系统不良可能对精神分裂症发病及康复产生不利影响。

季卫东指出，良好的家庭干预是保障病人康复的核心因素，也是巩固疗效的主导因素，在精神病人康复的整体过程中，是最应重视的环节。[16]做好家庭的工作，使患者顺利回归家庭，对服务对象的康复很有帮助。[14]如促使家人和患者共同参与活动更有利于家庭成员情感交流，增进彼此亲密感，提高家人对患者的家庭关怀度。通过家人亲情活动的体验，患者更能体会到家人的支持与关怀，促进家人与患者的交流，使家人能更加理解接纳患者的状态，更好地发挥家庭功能。[1]家庭关怀能使处于痛苦中的患者感到温暖，获取到情感与支持，对稳定患者的情绪有重要意义。[17]家庭成员的改善可以影响精神障碍者，反之亦然，使精神障碍者家庭成员之间形成良好的相互影响的循环圈。[12]

黄永梅谈到，在社区层面与精防团队合作时，认为社会工作作为精神疾病防治康复的一支重要力量，在精神病患者康复过程中存在巨大的发展空间。[18]在药物治疗和心理治疗的配合下，以社会工作的视角出发，通过量表评估，寻找精神病患者个体的缺陷短板，多个切入点介入，注重精神病患者本人、家庭和社会资源的链接和运用，效果明显。基于家庭干预的积极作用，专业社工组织在精神障碍社区康复中往往将家庭作为重要的工作对象。用个案、小组及社区工作等不同方法为家属提供如情绪支持、家庭教育、心理调适、社会支持等多个维度的干预，以发挥家庭优势，恢复并增强家庭现有功能。[14,16]

三、"钻家"：日常生活领域中的精神障碍社区康复策略定位

对于离开了医院"庇护"的精神康复病人来说，目前普遍存在的社会

排斥在很大程度上阻碍了其康复进程，这种社会排斥使得精神障碍者待在家里，沉重的照顾压力和社会歧视也使得照顾者或其他家庭成员留在家里。童敏指出，社工的工作基础是精神障碍者的日常生活，中国的精神康复服务应该以精神病人家庭为服务介入对象，在家庭成员之间的责任关系基础上深入理解每个家庭成员的生活愿望和意义，调动每一位家庭成员的能力和资源，通过整合内部心理调适和外部社会支持，在日常生活中发展专业化的社会工作服务方式。[19]此外，专业组织自身资源有限，也需要社工运用精神障碍者及其家庭的资源，提高精神障碍者处理日常生活问题的能力，这就要求社工把精神障碍者看作有能力的人，能够减少依赖和改善家庭关系。也就是说专业社会组织在关注精神障碍者家庭日常生活时，除了评估其症状、问题，更重要的是看到每一位家庭成员的能力和资源。

单纯的"病人"的身份标签的蚕食效应使得服务对象的自我认同、自我效能感、自尊感以及自我形象逐渐降低，不仅不能给服务对象带来积极变化，反而给他们的身心两方面都带来负面影响。[20]童敏超越了问题视角和社会工作盛行的优势视角，在精神健康领域提出了"问题解决视角"。[21]这种问题解决视角吸收了优势视角中的优势概念，强调服务中既需要处理问题，也需要运用优势，但它又不同于优势视角，假设人的生活是有局限的，总会面临各种不同的问题。问题解决视角也不同于优势视角，强调生活是问题解决过程，只有通过一个又一个问题的解决，服务对象才能成长。

因此，无论是精神障碍者及其家庭成员的生活区域，还是评估他们日常生活中的症状、问题，抑或是能力、资源，后续的日常生活问题的解决都与其家庭分不开，走入家庭，可以更好地理解精神障碍者及其家庭（家庭结构、沟通方式）的日常生活及家庭所在的社区环境，也即理解病发（复）的原因和环境中的排斥。同时，可以更好地发现并发挥精神障碍者家庭的能力及环境中的支持。

"钻家"是成都方言中"专家"的发音，本文引用过来是想强调，社工在精神障碍社区康复工作中不以"专家"身份出现，而是强调走进服务对象的日常生活中，即要钻家而非专家。具体到实践中即是专业的精神健康社会工作机构，走进精神障碍者的家庭、社区，深入精神障碍者及其家庭的日常生活，通过发现问题背后的需要，精神障碍者家庭的优势能力，围绕需要满足和能力发挥两条相互交叉的主线，影响精神障碍者个体、家庭及所在社区，实现精神障碍者社区康复的目标。

"钻家"的工作可以理解为是一种长期陪伴和外展服务，既是一种服务，也是一个过程，是精神健康社会工作者走入家庭、理解家庭、支持家庭，并使家庭参与社会的一种服务。通过"钻家"的工作，可以走入精神障碍者的日常生活，理解精神障碍者的困难及背后的真实需要，发现精神障碍者及其家庭的优势能力，梳理精神障碍者家庭的现有支持系统，为精神障碍者家庭提供包括但不限于服药指导、症状评估、家庭辅导、压力调适、政策落实、活动参与等。

"钻家"的工作是"问题解决视角"下的工作，强调解决问题与发挥优势相结合，把关注点放在回应服务对象日常生活面对的问题上，强调通过解决一个个问题，实现服务对象的成长。为他们的康复服务提供"量体裁衣"式的精准服务，体现了服务对象的主体性，更有利于精神障碍者家庭参与，利用环境支持因素并消减消极因素。所以"钻家"的工作在提供服务、回应政策的同时，也更容易得到社区认可和政府支持。

四、反思

与精神障碍者、家庭及所在社区建立信任关系需要一个过程。面对精神障碍及其可能引发的复杂状况，对该领域的社工提出了更高的要求。同样，对敏感的领域，社区也需要一个过程去观察和评估社会组织的态度、能力和服务成效。因此，"钻家"需要时间，在没有更多经验借鉴的前提下，需要专业社会组织"摸着石头过河"。

参考文献：

[1] 叶应华，申文武，陈娟，等. 医院－社区无缝隙康复模式对精神分裂症患者生活质量的影响 [J]. 华西医学，2017（1）：85－89.

［2］冯斯特，刘素珍．国内重性精神疾病患者社区管理现状与对策［J］．中华护理，2014，49（6）：764 - 768.

［3］顾则娟，张镇静，丁霞芬，等．病房无缝隙护理服务模式的研究［J］．中国护理管理，2006，6（9）：21 - 23.

［4］申文武，张倬秋，陈娟，等．"医院 - 社区 - 家庭"一体化精神康复模式对精神分裂症患者生存质量的影响［J］．中国循证医学，2013，13（10）：1176 - 1179.

［5］谢红涛，杨晓芬，陶梅芳，等．精神专业团队 - "阳光心园" - 家庭一体化对社区精神分裂症康复的影响［J］．中华临床医师杂志（电子版），2016，10（11）：1549 - 1554.

［6］文艳，郝军锋，熊令辉．医院 - 社区 - 家庭康复模式改善精神分裂症患者生存质量的作用探讨［J］．临床护理，2017，16（1）：29 - 31.

［7］张彦，康茜，陈青，等．医院社区一体化随访模式对精神分裂症患者出院后康复情况、生活质量及社会功能的影响［J］．国际精神病学，2016（5）：800 - 802.

［8］陈汝兰，霍丽明，潘锦环，等．医院社区一体化康复护理干预对精神分裂症患者社会功能的影响［J］．中华现代护理，2011，17（6）：621 - 623.

［9］欧颖．社区精神康复对精神分裂症患者社会功能的影响［J］．实用医院临床，2015（1）：146 - 148.

［10］周玉英，张紫娟，王学庆，等．家庭 - 社区 - 医院康复管理模式对社区精神分裂症康复的作用［J］．中国康复理论与实践，2011，17（7）：682 - 684.

［11］童敏．生理 - 心理 - 社会的结合还是整合？——精神病医院社会工作服务模式探索［J］．华东理工大学学报（社会科学版），2012，27（2）：1 - 7.

［12］童敏．精神病人社区康复过程中社会工作介入的可能性和方法探索［J］．北京科技大学学报（社会科学版），2005，21（2）：35 - 39.

［13］蔡超恒．社区精神康复与社会工作介入［J］．大观周刊，2012（35）：78.

［14］李冬玲，佟拥军．精神障碍患者社会功能恢复中的社工介入［J］．中国社会工作，2015（6）：18.

［15］张春燕，胡国芹，易正辉．精神分裂症患者和家属社区综合康复需求的研究现状［J］．精神医学，2013，26（6）：468 - 470.

［16］季卫东，周国权，黄佩蓉，等．发展中国社区精神卫生服务体系的思考［J］．中国卫生资源，2011，14（4）：245 - 247.

［17］王国英．家庭关怀与脑出血患者康复的相关影响分析．中国社区医师：医学

专业，2011，13（35）：44.

　　[18] 黄永梅，梁润娣，柯咏坚，等. 社会工作介入重性精神病个案管理的效果研究 [J]. 中国全科医学，2016，19（16）：1876 – 1878.

　　[19] 童敏. 社会工作的机遇与挑战：精神病人社区康复过程中的社会服务介入 [J]. 北京科技大学学报（社会科学版），2006，22（3）：1 – 5.

　　[20] 赵明思. 优势视角：社会工作理论与实践新模式 [J]. 社会福利（理论版），2013（8）：17 – 21.

　　[21] 童敏. 从问题视角到问题解决视角：社会工作优势视角再审视 [J]. 厦门大学学报（哲学社会科学版），2013（6）：1 – 7.

优势视角下的精神健康服务浅析

张　敏　陈会全

以问题视角为导向的精神健康服务始终着重于精神障碍患者的疾病和问题，存在着"标签化""污名化"效应、强化服务对象悲观的自我认同、引发社会歧视等弊端。而社会工作中的优势视角强调每个人都具有自身的优势，并且能够通过发挥自己的优势来摆脱困境，而社工要做的便是协助服务对象发现优势。本文认为运用优势视角开展精神健康服务，可以协助服务对象发现和发挥自身优势，促使服务对象达到正常化和社会化，促使公众用积极的眼光看待精神障碍患者，为服务对象的康复营造一个良好的社会环境。

一、引言

由于社会变革以及现代竞争压力加剧等因素影响，我国精神病患病率逐年上升。据中国疾病预防控制中心精神卫生中心在 2009 年公布的数据显示，我国各类精神病患者的人数在 1 亿以上，其中重性精神病患者的人数在 1600 万左右。大多数人由于缺乏对精神疾病的了解，普遍认为其具有暴力性和社会危险性，因此对患有精神疾病的人存在着严重的社会歧视和偏见。

面对较为严重的精神疾病问题，精神健康服务逐渐步入人们的视野。目前精神障碍患者的治疗已经从单纯的生物医学模式转向生物—心理—社会的综合模式，精神健康服务专业人员也由单一的医护人员发展到跨学科的团队合作，这也为社会工作介入精神健康服务提供了契机。随着社会工作职业化和专业化水平的进一步提升，社会工作者在精神健康领域所发挥的作用也日益增大，逐渐得到人们的认可。但目前的精神健康服务仍然基于问题视角，将焦点集中在精神障碍患者的"病"上，致力于解决"病"以及"病"所带来的问题和困扰，忽视了作为主体的人的地位，进而忽略了服务对象本身及其所处环境的优势和资源。因此本文从优势视角出发，不过分关注服务对象的疾病和问题，尽量不受病理学、行为偏差等语言所限制，通过发掘他们的内在力量和优势资源，运用优势视角的理念和原则，探讨精神健康服务如何运用优势视角服务于服务对象，为社会工作者提供一种新的角度来开展精神健康服务。同时本文希望借助优势视角促使公众用积极的眼光看待精神障碍患者，为促进他们的康复营造一个良好的社会环境。

二、我国精神健康服务的现状及局限性

（一）精神健康服务的现状

目前精神健康服务主要以跨学科的专业团队合作的形式开展，其团队人员主要包括精神科医生及护理人员、心理治疗师、社会工作者等，通过发挥自身领域的专长来帮助服务对象达到康复。围绕服务对象所展开的精神健康服务内容主要以药物治疗、心理辅导和社会控制为主，同时开展一些职业技能培训、精神健康知识普及等活动。

家庭对服务对象的康复具有较大的影响。目前，家人的支持主要包括生活起居照顾、处理应急事件、督促服务对象按时服药及复查、给予信心等方面，其本身的压力较大，尤其是在应对一些突发事件时，常常会感到无助和沮丧。在日常生活中，家人为避免服务对象对他人造成伤害，经常不允许服务对象独自外出，促使服务对象变得更加封闭，无法正常地回归社会生活。因此，目前精神健康服务也将服务对象家属作为服务对象，开展相关的服务活动。针对服务对象家属精神健康知识较为缺乏的情况，社工会组织一些精神健康知识小讲座、精神健康知识普及活动等满足家属的需求。而面对服务对象家属压力较大的情况，社工能够发挥专业特长，通过开展个案、减压小组、社区活动的方式缓解家属压力，促进不同服务对

象家属之间的交流和互动，分享经验。同时针对服务对象家属由于时间精力不足而无法照顾服务对象的情况，社工通过建立社区照顾中心、互帮小组等解决家属的难题。

虽然这种跨学科的专业团队合作形式能够从多个方面针对服务对象及其家属开展精神健康服务，具有一定的成效，但我国目前的精神健康服务工作实际上仍然以精神科医生及护理人员为主导，以医生的病情诊断为开展服务的主要依据，过分关注服务对象的病情，着力解决一系列由病情引发的问题。社工在医院里对自身的角色定位模糊不清，往往成为二等专业和二等助手。为摆脱这种困扰，社工正努力尝试社区康复服务，发挥专业特长，以个案、小组、社区为开展服务的主要手法，为服务对象及其家属提供专业的康复服务。

（二）问题视角下的精神健康服务的弊端

以传统问题视角为导向的精神健康服务主要遵循医学治疗中以问题和疾病为本的思维模式，认为服务对象之所以成为服务对象，是因为他们有病理和问题，需要得到治疗。由此，以问题视角为导向的精神健康服务存在着一系列的弊端。

1. 医学诊断带来的"标签效应"

如何界定精神病？一般专业人士主要倾向采用精神病诊断手册（DSM）或者是国际疾病分类手册（ICD10）进行诊断，通过对比精神病病症描述来诊断有关病症，一旦被诊断完成，服务对象便会被烙上精神病患者的印记。一提起"精神病"，人们便十分惧怕。而实际上精神病也有重度精神病与轻度精神病之分，大部分精神病患者并没有伤害别人的倾向。患精神病的严重程度不同，其自身的情况也有差别，单纯使用"精神病"一词标签化研究对象，很容易造成对其自身优势的忽略。

2. 忽视服务对象的优势和能力

对于各种类型的诊断标签很快会成为服务对象的"主要身份"，一旦被标识成为精神分裂症患者，他的性格、经验、知识、愿望等另外的因素将会慢慢退到后场，代之以症状和病症的语言。由此，围绕服务对象所展开的精神健康服务大多将目光集中于如何控制和减轻症状，无意中不断强化服务对象的问题，以致忽视甚至否定了服务对象本身拥有的优势。

3. 强化服务对象的悲观自我认同

强化服务对象的问题导致一系列对服务对象、服务对象的环境、服务对象应对环境的能力的悲观期望和预测。进一步地，这些标签带有蚕食效应，重复的次数多了之后，就改变了服务对象对自己的看法和周围人对他们的看法，长久之后这些变化融入了个人对他们的自我认同。同样的，基于问题视角的精神健康服务不仅不利于服务对象的康复，还会强化服务对象自身对问题的悲观认识，不自觉地扩大病情的影响，使服务对象更加地畏惧周围人的眼光，并且将精神疾病看作是生活的全部，失去康复的信心。

4. 引发社会对精神障碍患者的歧视

传统的问题视角在无形中向社会传达着一个信息：精神障碍患者是"危险""耻辱""暴力"的，是不能完全康复的。这种信息带来的影响便是使整个社会系统对精神障碍患者产生怜悯、恐惧、孤立、歧视，并伴随着对精神障碍患者的社会控制。同时这些歧视也影响了社会对服务对象家属和精神科医护人员的看法。许多的精神障碍患者往往不愿承认自己患有精神病，不接受治疗，害怕被他人用异样的眼光看待，最终导致病情越加严重。

三、优势视角的原则及理念

优势视角产生于 20 世纪 80 年代，是社会工作实践领域中一种全新的模式和价值取向。不同于传统的问题视角，优势视角意味着将对服务对象"问题"的关注转变为对服务对象"优势"的关注，与服务对象共同探寻更多的积极因素，如个人品质、兴趣爱好、美德等，并且协助他运用这些优势达到改变的目的。

（一）优势视角的原则

在理论假设的基础上，Dennis Saleeby 教授提出了优势视角的原则："每个个人、团体、家庭和社区都具有优势；创伤和虐待、疾病和抗争都具有伤害性，但也可能是挑战和机遇；与案主合作，我们可以更好地服务于案主；所有的环境都充满资源。"

优势视角的原则对于社工开展精神健康服务有着四个方面的指导意义：一是社工应该相信服务对象是可以改变的，都具有内在的学习、成长和改变的能力；二是要求社工相信服务对象及服务对象的周围是存在资源的，并且要学会辨别出这些有可能用于服务对象改变的力量和资源；三是要注重家庭和社区所拥有的支持性力量，这种力量能够转化为促使服务对象改变的内在动机，能够积极地促进精神障碍患者的康复；四是社工应当明确自己的定位，与服务对象建立良好的合作关系，而不是站在专家或者专业人士的角度去看待服务对象，这是对服务对象能力和优势的一种轻视。

（二）优势视角的理念

1. 赋权

赋权是指赋予服务对象自决的权力，激发服务对象潜能的一种活动，它意味着帮助服务对象在其内部或周围寻找和扩展优势与资源的意图和过程。社会工作者在开展精神健康服务过程中应当注重赋权的理念：与服务对象建立合作伙伴关系；强调服务对象的优势和资源；关注服务对象的家庭与环境；将服务对象视为积极的能动主体。但要注意的是，社工的角色不是去帮助服务对象赋权，而是帮助服务对象自己赋权自己。

2. 成员资格

成员资格是一种身份、权利和参与的象征，没有成员资格则意味着有被边缘化、异化和被压迫的危险。事实上，精神障碍患者正处于这种被边缘化、异化的危险之中，他们在无形中被社会所排斥，无法实现作为社会成员所享有的自尊、尊重和责任，社会参与的权利也被剥夺。而基于优势视角的社会工作者承认服务对象和我们一样具有成员资格，认为服务对象不应当因疾病而被排斥，反而应当通过发挥自身的优势来参与社会生活，巩固自身的成员身份，享有作为社会成员所享有的权利和义务，实现自身的价值。

3. 抗逆力

抗逆力是一种面对磨难和抗争的能力，正如人们受伤的皮肤会自动复原一样，人们在遇到挑战和危机后也会顺利反弹复原。精神病患者在早期的生活经历中甚至在被诊断为精神疾病的初期同样经历过挑战和危机，在这一过程中，他们也依靠自身的能力、意志、品质等与这些挫折做过强烈的斗争，并且取得过胜利。精神障碍患者的抗争便是一种抗逆力的表现，社会工作者开展精神健康服务过程中应当充分认识到服务对象的抗逆力，并从以往的抗争中吸取服务对象对抗疾病成功或者失败的经验，从中挖掘出服务对象的优势资源。

四、优势视角下开展精神健康服务的策略

（一）明确角色定位，建立平等合作的专业关系

目前，大多从事精神健康服务的社会工作者都存在着角色上的混淆和矛盾，往往成为精神科医生在工作上的"半专业"助手，缺乏社会工作的专业特色，很容易被其他专业人士（如护士、职业治疗师）所取代。因此，社会工作者在开展精神健康服务时，要对自身有明确的角色定位。相对于围绕"精神疾病"展开服务的其他专业人士，运用优势视角能够帮助社会工作者在精神健康服务中脱颖而出，社会工作者更多的是要关注服务对象本身，注重服务对象的基本需要，而不被服务对象的病症以及病症所带来的一系列问题所困扰。

传统问题视角下，社工往往站在专家或者专业人士的角度与服务对象建立专业关系，服务对象往往处于被动地位。而优势视角认为专家或专业人士的角色并不一定能够提供一个欣赏服务对象优势和资本的最好观察

点，而且容易导致家长式作风、责怪受害人、对服务对象的看法先入为主等问题。因此基于优势视角的社会工作者在介入精神健康服务时应当放下自己的专家和专业人士身份，与服务对象建立一种平等的、合作式的伙伴关系。事实上，精神障碍患者的世界是很单纯的，社工应当作为伙伴去仔细聆听他们的故事，学会欣赏他们在生活中面对困难时表现出的优秀品质和能力，对他们已经取得的成就给予衷心的赞赏和鼓励。

（二）发现优势——多维度评估优势

评估不是诊断。目前，围绕精神障碍患者展开的精神健康服务所采用的评估方法大多依据的是精神科医生的诊断，仍然是以缺陷为主，缺乏有关服务对象优势的评估工具。因此以优势视角为导向开展精神健康服务时首先要做的就是采用以优势为本的评估方法，从多个维度发现服务对象的优势。

1. 个人优势

在精神健康服务过程中，服务对象的个人优势往往是被忽略的，或者被其病症所掩盖。个人优势不仅包括个人品质，如幽默感、洞察力、创造力等，还包括个人兴趣爱好的个人技能，如写作、演奏乐器等，同时期望、能力和自信也是一种个人优势。这些优势存在于服务对象的个人生活经历中，期待着被挖掘和利用。因此社工开展精神健康服务时应当采用优势为本的评估方法，根据实际情况制作评估表，通过详细聆听服务对象的陈述，故事中所包含的兴趣、特长、愿望等，而这些便是我们要挖掘的个人优势。不仅社工要认识到这些个人优势，更重要的是服务对象也要认识到自己的优势，并且学会运用这些优势。

在挖掘个人优势的过程中，社工还应当注重服务对象的抗逆力。精神障碍服务对象的许多优势往往被诊断性标签所埋没，而通过促使服务对象讲述生活经历中与困难或疾病抗争成功的事例可以帮助他们认识到自己的优势，并且树立起康复的信心和希望。

2. 环境优势

所有的环境都充满资源。服务对象所在的家庭、社区和社会中存在着许多待开发和利用的资源，这些资源本身便是促进服务对象康复的一种优势。

家庭是服务对象康复的重要场所，同时也能为他们提供物质支持和精神支持。社会工作者在评估服务对象的环境优势时要注重对其家庭优势的挖掘，家庭系统的协助功能、家属的支持性态度、家庭凝聚力等都是一种优势。通过挖掘这些优势，可以促使家庭和服务对象认识到优势的所在，增强康复的信心，树立起康复的希望。

随着对"非院舍化"的进一步倡导，传统的精神病院将逐渐被关闭，逐渐被组织良好并承担预防和治疗精神健康问题的社区所取代，因此社区的优势应该引起社会工作者的重视。目前大多数社区中都存在着许多资源，如社区精神健康服务中心、治疗性俱乐部、社会组织等，此外社区的生活环境、社区氛围、凝聚力等都是一种社区资源。因此，社会工作者在进行优势评估时要重视社区优势资源的挖掘，从社区资本、人际关系、成员接纳程度等多个维度进行优势评估，在此基础上协助服务对象学会发挥这些优势。

社会环境对精神障碍患者的影响是不可忽视的，虽然与精神疾病有关的污名、社会歧视对他们带来了较大的伤害，但是却不能为此忽视了社会环境中存在的一些有利于服务对象本身的优势资源。目前，我国为保障精神障碍患者的合法权益出台了一些相关的社会政策法规，如《中华人民共和国精神卫生法》等。此外，目前社会中有大量的公益组织和社会组织为精神障碍患者提供相关的资金支持和服务支持。基于优势视角的社会工作者在采用以优势为本的评估方法时，应当注重对社会环境优势的挖掘，寻找有利于服务对象的优势资源，进行优势链接，让服务对象学会利用这些资源来保障自己的合法权益。

3. 个人经历及感觉

服务对象早期的个人经历能够通过服务对象片段式的讲述呈现出来，这些经历可能是碎片化的，幸福的经历和不幸的经历相互交织，但却是帮助他们重新认识自我、重构意义世界的重要资源。

服务对象的感觉常常被社会工作者忽略，认为其往往是服务对象的错觉、幻觉，是不重要的。而实际上，服务对象的错觉、幻觉是可以被理解的。例如精神障碍患者往往会提及类似"观音菩萨""救世主"一类的虚拟人物，而实际上这些人物往往是重要人物的投射，他们给予服务对象支持和照顾，能够给他们安全感，而服务对象便将其视为来拯救自己的人，这些人往往也是一种不可忽视的优势资源。

（三）发挥优势——重塑与回归

1. 重新认识自己，树立信心

社工要学会倾听服务对象的叙事，通过以时间和情节为主要线索，梳理出他们生活的整体脉络。社工要通过服务对象以及服务对象主要家人的叙事来了解他们的意义世界以及他们建构意义世界的过程。首先，社工要在不对服务对象造成伤害的前提下了解他的病情，引导服务对象主动谈起与病情有关的经历和事件，关注他的个人感受，尤其注重叙事中所提到的日常生活中细碎而微小的重要细节和在叙事过程中服务对象的神态、语气等因素；其次，社工应当更加关注积极叙事，服务对象在叙事过程中所谈到的一些积极情感体验和一些使用到的积极词汇都应成为社工关注的点，这些有助于服务对象重建积极的自我认同；最后，社工还应当关注服务对象家人的叙事，了解在以往生活中家人对他的积极支持，以及整个家庭致力于帮助服务对象恢复所做出的全部努力。

在叙事的基础上，社工要帮助服务对象实现意义世界的重构。首先，社工要同他树立起一个信念：我有精神障碍，但它只是我生活中的一部分。由于过分关注病情，服务对象几乎所有的生活体验都围绕着病情展开，忽略了生活中的其他部分。社工可以通过询问服务对象"如果没有处在精神障碍这一特殊的情境下，你最想做什么""你曾经有什么梦想或者理想想要自己去实现吗?"等问题来促使服务对象关注病情之外的话题，将目光投向病情以外的部分。其次，社工要引导服务对象从新的角度出发去看待过去生活中所发生的种种经历，促使服务对象从客观的角度认识那些痛苦的经历，关注那些积极的、幸福的情感体验，重新认识自身和认识生活，去关注以往服务对象所忽视的其他部分。最后，社工要重视服务对象需求、情感和内在体验背后的意义和对外行为。

2. 回归社区生活，寻找机会

精神康复服务想达到良好的康复效果一定要促使服务对象回归到正常的社区生活。一方面，在社区生活中，社工能协助服务对象根据实际情况逐渐开始学会发挥自己的优势，通过自己的力量解决一部分生活困难，这些困难可以是生活中很微小的事情，但能够帮助服务对象树立信心，获得满足感和成功感。另一方面，社区生活能促进服务对象与社区其他成员的互动，通过互相交流，保持服务对象与他人的良好联系。例如社工可以鼓励服务对象学习一些简单的生活技能，如买生活必需品、出门散步、乘坐电梯等，这些实际上也是生活的一部分，通过掌握这些技能，服务对象能够树立起信心，对生活充满更多的期待。

社工要寻找适合服务对象发挥优势的机会。在了解服务对象的特长、需求等特点之后，可以帮服务对象链接一些资源，多参加一些社区活动。例如，某服务对象性格比较热情，热衷于帮助别人，那社工可以帮他争取到在社区做志愿者的机会，充分发挥他的性格优势，参与更多的社区生活。

（四）发展优势——构建支持网络

社工要整合服务对象周围的资源，构建社会支持网络。一方面社会支持网络的社会资源和社会资本可以促使其他人更积极地关注服务对象的境况，改善服务对象的生活环境，缓解服务对象及其家属的生活压力；另一方面能够加强服务对象与其他群体的互动，提升自我形象，改善他人的消极看法，改变他人对精神障碍患者群体的消极评价，争取公平公正的社会环境。面对服务对象可能产生的突发事件，社工在构建社会支持网络时要根据实际情况制定一套应急机制，能够及时、有效地为服务对象提供必要的帮助，避免服务对象突发疾病却因无人救治而产生生命危险。

五、优势视角下开展精神健康服务的反思

（一）把握优势与问题的平衡

社工在以优势视角为导向开展精神健康服务时强调关注服务对象的优势，但这并不等于社工可以完全忽略服务对象的问题。问题是客观存在的，优势视角并不能强制忽视服务对象眼前的问题以及否认问题的存在。如果过分强调服务对象的优势，他可能会逃避现实，不愿承认病情的存在，这样的结果反而不利于服务对象的康复，也不是社工介入想要达到的结果。如何把握好优势与问题的平衡是社工开展服务过程中需要重点关注的一个关键点。

（二）注重本土化

从起源来说，优势视角实际上是"舶来品"，由于我国的精神健康服务体系与国外有着较大的差别，并且与精神障碍患者有关的社会政策以及社会环境也大不相同，因此社会工作者在使用优势视角介入精神健康服务时要充分考虑到我国的实际情况，结合中国的本土文化。而实际上，中国本土文化对精神障碍患者的影响是较大的，比如说宗教文化中"观音菩萨""如来佛祖"，服务对象往往将其作为自己的信仰，而作为社工要理解这些文化以及文化对于服务对象本身的意义，对服务对象的内心世界有充分的了解，将其作为与服务对象建立信任关系的突破口。因此，社会工作者在实践中要将优势视角与本国的实际情况和文化相结合，不能完全照搬西方模式。

结语

本文从优势视角出发，通过分析我国精神障碍服务的现状以及以问题视角为导向的精神健康服务所产生的弊端，指出了基于优势视角的社会工

作在开展精神健康服务时所采用的原则和理念，并且依据理念和原则从角色定位、专业关系、发现优势、发挥优势、发展优势等多个方面有针对性地提出了服务策略。同时还提出了社会工作者使用优势视角介入精神健康服务应当把握好优势与问题的平衡以及注重本土化因素。本文为社会工作介入精神健康服务提供了一种新的理论视角，具有较强的实践指导意义，但由于本文主要采用文献研究法，因此在实践方面有所欠缺。

浅析我国精神疾病患者病耻化的形成原因

唐　菲　陈会全

精神疾病患者及其家属的病耻感作为一种负面性的心理情绪体验，不仅会给其治疗的效果带来消极影响，也会给其日常生活造成方方面面的损害，例如工作、社交、婚姻等。因此减轻精神病人的病耻感对促进其更好恢复具有现实意义。本文采用文献综述法，参考相关文献，探讨了精神病人病耻化的形成原因，这是对症下药的前提；从社会工作的角度讨论了专业社会工作者在阻遏精神病人病耻化、减弱病耻感中的角色作用。

一、问题的提出

提起精神类疾病，很多人往往第一个想到的词就是"精神病"。事实上，例如抑郁症、酒精依赖患者以及各种程度不同的精神障碍都属于精神类疾病。许多精神疾病患者及家庭都负担着这个疾病带来的影响，既有经济压力，亦有心理压力，其中最为显著的心理状况是病耻感。虽然我国的总体医疗条件随着经济发展在不断提高，但精神疾病的医疗条件是其中的一块短板。究其原因，除了投入资金不足、医疗模式理念还未完全转变等，还有社会氛围作为隐形原因发挥着巨大作用。

人们对各种疾病都有不同的认识，这个认识形成既取决于自身对疾病的认识程度，也受周围环境对疾病的普遍态度和看法的影响。一旦某人患上了某种疾病，他自己及周围知道他患病事实的人就会将对疾病的认识自动代入，且转移到患者本人身上，而不再是疾病本身，即人患上了某种病，他就会变成那种疾病特征的人。这种印象会伴随患者从患病开始直至痊愈，甚至病人康复后仍然存在。大众对精神疾病的认知不足，也存在偏差，大部分人认为精神疾病是一种具有危险性的疾病，精神疾病患者会社会功能下降，危害他人的人身安全，是社会的不稳定因素，因此当自己患上精神疾病时，常会觉得自己低人一等。人们也带着歧视的眼光看待精神疾病患者，即使患者康复，他人也难以改变之前对病人形成的既定看法。社会普遍对精神类疾病存在的错误认知或认知不足，可能会导致对精神病人的歧视，最终导致污名化的出现，而污名化又影响着精神疾病的预防、治疗与康复过程。许多研究者和医务工作者研究发现，精神类疾病患者的病耻感贯穿整个治疗及后续康复过程，因此减轻病人病耻感亦应成为治疗及康复的一部分。

从有关的文献看，国外一些研究者和医务工作者很早就开始研究和探讨精神类疾病患者及其家属的病耻感等问题，最早可追溯到 1963 年戈夫曼提出的病耻感概念，即人因患上的疾病而产生的一种负面情绪体验。国外关于病耻感的研究多少会涉及污名化，其分为社会学取向和心理学取向两个层面的研究维度。国内由于精神类疾病医疗资源相对较少，医疗环境相对较差，医疗设施相对陈旧老化，关于精神类疾病的法律条例等的建立时间相对较短且不完善，加之社会普遍存在对精神类疾病患者的歧视现象，对如何缓解和改善精神类疾病患者及其家属的病耻感等问题尚未引起社会大众的足够重视，但对于精神病院医疗模式的转变已经有了探讨和试验。

精神类疾病患者及其家属的病耻感会影响到其生活、治疗及后续康复的方方面面，病耻感程度高不仅可能会延误病人治疗的最佳时机，也可能会阻碍病人的康复进程，甚至可能导致反复发病。因此，希望通过此次研究，了解精神类疾病患者病耻化的构成因素，探讨改善病人病耻感的对策，以方便社会工作者进行这方面的实践。

二、病耻化的形成原因

（一）文化背景

1. 儒家文化

儒家思想始于春秋战国时期，"仁义""礼治"的主张在战火纷飞的时代并不受当时的统治者们重视。秦朝崇尚法治，焚书坑儒进一步激化了社会矛盾，导致秦朝迅速灭亡。在各方势力混战中建立起来的西汉亟须稳定江山，恢复生产，采取了董仲舒"罢黜百家，独尊儒术"的思想政策，标志着儒家思想成为封建正统思想。而后经过了儒学发展的新阶段，汉唐时期的儒学发展为当时宋明时期备受统治者及民众青睐的"宋明理学"，进一步巩固了儒家思想的地位。任何一个思想如果不与时俱进，将会很快被时代所淘汰。到了明末清初，儒家思想仍发挥着它的巨大影响力，同时也被历史的朝代更迭更新着。儒家思想作为我国主流思想的地位自西汉以来几乎不曾改变，其中儒家哲学意境中刻画的成己成物的人生哲学架构和价值取向，即人们对意义世界的建立与构造、确定与认同、追问与求索，深深影响着中国现代的精神思想和精神追求；"成己"是道德理想的自我完成与修复，在道德方面表示着自我满足，体现着自尊；"成物"旨在实现其自身的社会价值；儒学一方面重视追求拥有自我价值的生活，另一方面也强调寻求自我与外界和谐一体的目标，包括主我客我、内心世界与外在环境，在这个目标下构建完整的自己，尽其所能成为对社会有用、对他人有益的人。从"成己"的价值观来说，精神疾病患者在意识到自己患病后，通常会认为这是一个在自我完善的过程中无法修补的缺漏，而自己是有缺陷的，因此在道德修养上便有了自我价值的缺失感。这份缺失感被患者视为道德上的失败，感觉自己不如他人且无法完成自我的实现，默认自己无法自理做到日常生活的事情，即认同内化了消极印象，从而形成内在病耻感。从"成物"的价值观来说，患者认为患病后就失去了和正常人一样可以实现自己社会价值的机会和能力，对社会不再有用，无法"成物"，内心便有了羞愧感，而这份羞愧感则会导致患者自动选择与外在世界隔离。

2. 集体主义

《中华法学大辞典·宪法学卷》中指出，集体主义是一种认为个人从属于社会群体、社会群体利益高于个人利益的价值观和思想体系，集体泛指团体、阶级、种族、人民、国家。它与认为个人利益高于一切的个人主义相对立。在我国，例如齐心协力、乐善好施、自得其乐等价值观都蕴含

着集体主义。在集体主义中，人们相互依赖，集体目标高于个人，若因为
自己的原因给他人带来麻烦造成困扰，自己会有负罪感和愧疚感，因此人
们通常不愿意向他人寻求帮助，社会支持的利用率较低。同时，中国的面
子文化也强调着个人的自尊与尊严，而在我国文化背景中，精神疾病患者
一直被视为道德上的失败，失去了"面子"。因此，病人及其家属通常会
选择隐瞒病情，减少社交。

（二）污名化

对污名的探讨最初出现在古希腊时期，意为希腊人身体上有表现为犯
罪奴隶或叛徒的标志，在此之后，这个词汇逐步扩展到包括所有和标准不
一样或偏离规范的标志或者符号；关于污名的正式研究是在 20 世纪 60 年
代的美国，主要分为社会学和心理学两个视角，前者倾向于从社会的宏观
角度去讨论，从社会制度、社会文化、社会价值等方面说明造成污名的大
背景；后者重视微观的认知维度，例如污名是如何在个人思维中形成，污
名的动态变化趋势等。戈夫曼指出污名是社会对个人或者群体使用的一种
有辱人格的和欺侮性的标签，被贴上这类标签的原因是他们的某些情状、
属性、品格、特征或举止被他们所属的社会文化氛围所排斥，致使社会不
公平地对待他们。标签也会给他们带来被侮辱感、羞耻感甚至犯罪感。贴
标签就意味着将人分了类，被贴标签者就处于负面的那一方，并在潜移默
化中形成社会偏见和思维图式。社会偏见形成的一个重要原因是人为的群
体差异，也就是说人们在互动交往中，总是不自觉地将世界分为"内群
体"和"外群体"，符合内群体特征的成员便会排斥外群体的成员，其根
本原因是社会地位的不平等，是强势群体对弱势群体的标签，为了使自己
更好地掌握权力。这种社会偏见一旦形成并传播开来，便会形成一种偏见
的文化氛围，在这种氛围下成长起来的弱势群体，便会默认这种偏见且服
从，将那些负面的刻板印象内化，认为自己就是如此。精神疾病患者的阳
性症状和发病时间的不可预测性，使人们普遍认为精神疾病患者会对他人
造成身体伤害，而精神疾病是一种会对他人造成危险的疾病。因此，大众
会对精神疾病患者产生贬抑、鄙视等消极认识和立场。这样的负面印象就

给精神疾病患者贴上了"暴力""危险"的标签，与社会文化接受的"平易近人""友善和谐"等属性相斥，逐渐形成了"精神健康"的内群体和"有精神问题"的外群体。前者占社会大多数，客观上拥有社会大部分资源，相对应地拥有大部分社会权力，属于强势群体；后者是社会的少数，占据的社会资源较少，社会权力被强势群体所剥削，属于弱势群体。强弱的区分意味着社会地位的不平等，"精神健康"的群体为了保证自己的地位和安全，对"有精神问题"的群体进行压制，体现在与个人日常生活关系十分紧密的工作、婚姻和人际交往方面。精神疾病与躯体疾病在大众认知中，前者更可能影响工作能力，无法完成以前的工作，因此常被调到不重要的岗位甚至被开除。在婚姻中，若是在婚前伴侣知晓了患者病情，则很可能借此提出分手；若是在婚后得知或是在婚后患上精神疾病，患者则很可能会被离婚。在社交中，邻居朋友通常会对病人退避三舍，患者被迫封闭自己。无论是何种方面，都会加深患者的病耻感，那些本来对生活怀着积极态度的精神病人也因此减少了生活的热情，既不利于病情的治疗，也不利于康复，还可能引起病情复发。

（三）大众媒介

在信息技术日新月异的今天，手机、电脑、多媒体、互联网等现代技术迅速发展，大众媒介也以一种崭新的方式参与到我们的日常生活中来，日益成为我们社会生活不可分割的一部分，获取信息的途径不再只有信件和报纸，通过网络获取外界信息已是社会常态，这也充分保证了信息的时效性。而信息的来源在市场上是鱼龙混杂的，由于信息的传递掌握在媒介控制者手上，他们遵循着自己的利益选择传播什么样的信息给信息接收者，信息的真实性程度相对以前便有所降低。因此，大众媒介的控制者实际影响着信息接收者的认知和价值观，从而对人们的社会行为形成隐蔽操纵。我们在新闻中时常看到精神病人的负面报道，例如《河北青年报》2020 年 3 月报道"21 岁男子因不满老师管教，刺死初中老师，男子父亲称儿子有精神病"。凤凰网 2020 年 3 月报道"哥哥患有精神病，却一直不肯喝药，原来是把药攒到一起来杀人"。此类关于精神疾病患者的报道字眼离不开"杀人""侵犯""暴力"等，大众长期看到这些信息，潜移默化中自动将"精神疾病"与"杀人"等相联系，甚至提起"精神病"，人们脑海中第一反应就是"他杀人了"。大众媒介无疑成为对精神疾病患者抱有偏见的重要推手。同时，人们的消费兴趣也反作用于大众媒介传播的信息。这是个追求经济效益的时代，大众媒介的掌握者们不可避免地要为创造和获得更多更大的经济效益而采取措施。由于自媒体竞争日益激烈，如何在这淘汰机制残酷的市场上活下来，就成为最核心的问题。作为大众媒介，生存依靠的是信息接收者的阅读和关注，因此越多的阅读量其生存能力就越强。简单朴实的文章和报道能够收到的吸引越来越少，大众媒介不得不选择新奇、具有热度的话题来满足人们猎奇的心态。大众的猎奇心态是普通大众的生活趣味，是大众文化世俗性特征的反映，其基本特征是媚俗与滥情。目前我们大众文化的建设缺乏弘扬现代人类文明精神和民族文化传统，所以才会在关于精神疾病患者的报道中总是看到病人是施害者，他人是受害者。事实上，精神疾病患者也是困难群体，他们被侵害的事件并不少见，他们在生活中和普通人一样积极乐观、友好善良的例子也并不少，只是我们选择了忽视，选择了相信刻板印象，选择了固化社会偏见，大众媒介也因此选择传播我们想看见的、符合我们期望的信息。

（四）全控机构

全控机构指的是一个收纳大量有相似情境的人在里面居住和工作的场域，在全控机构中生活的人会在很长一段时间内与外界世界相隔离，且生活被各种条例规矩所管控，是一种封闭式的生活。根据与外部世界的联系程度不同，全控机构可分为三类：一是封闭性和强制性都很强的全控机构，例如精神病院、监狱等，它们有与外界相隔离的建筑设施，如高墙、铁丝网，内部的等级阶层固化，几乎不可能逾越，等级高的人可以对等级低的人进行管控，涉及衣食住行劳方方面面；二是不完全开放的全控机构，相对自在任意地进出是被这类机构所允许的，阶级等级排序规定了其内部的社会身份和社会地位，但保存了流动的可能性，包括基布兹（Kibbutz，即以色列的集体农场）、伐木场、商船队以及宗教性机构等；三是介于完全开放和完全封闭之间的全控机构，例如部队、寺院、寄宿学校等。我国精神病院大多数是 20 世纪中后期建设的，病院建设的标准低，建设的年代比较久远，建筑设施也比较老旧。由于政府在精神病院建设方面的投入相对不充足，因此精神病院普遍存在设施陈旧老化、医疗条件差等问题，无法满足社会发展及现代化医疗的需要；除此之外，我国一些精神病院的发展模式仍然聚焦于经济效益而忽视社会效益，管理模式上仍旧采取"铁锁、铁门、铁窗"等全封闭的方式，造成其精神病人与外界社会相脱离。这类封闭式管理的精神病院也构成了精神病人的病耻化。精神病人在进入精神病院后，会遭遇一个自我剥离的过程。首先，精神疾病患者与外界世界相隔离，病人在原来社会生活中的角色消失，个体就处于一个角色剥离的状态。病人进入医院最开始需要填写个人相关的所有信息，进行编码，发放统一的服装和生活用品，也就是说，从他进入这个全控机构开始，关于他个人的所有行为和物品都将被统一和无差别管理。其次，对病人个人所有物的剥夺。每个人都会在自己的物品上倾注自己的感受，投射自我的感觉，从某种意义上说，自己的所有物是自我的一种寄托，表示着自己与周围环境的联系，一旦所有物被剥夺，就失去了与环境的关系，自我的感受无法倾注，也无法和环境交流，个体的自我便难以完整。加之在精神病院中，使用的物品需要更换，经常是所有病人共同轮流使用，病人不能对同一件东西有长久的占有权，因此被迫与周围的所有保持距离和疏远，他们不能对周围产生心理上的依附，自我也无法投射。最后，精神病人本可以维持自我空间和保持自我感受的条件被精神病院的经管者以诊治、改造、帮助和关怀的表面理由所剥夺，有时还会采取物理性的强迫手段，例如电击、捆绑等，这些带有压迫性质的行为使精神病人无法巩固和坚持自己在原来生活中的自我角色。病人自我的剥离过程也是不断接受外界羞辱和压迫的过程。需要注意的是，自我剥离并不是短期或暂时的，因为精神病人在精神病院是长时间的生活，自我剥离从他进入病院的一开始将持续至病人出院后的时间。

三、解决对策

（一）中国传统思想的应用

尽管儒家思想中"成己成物"的价值观念在一定程度上促成了精神病人的病耻感，但我们可以对儒家文化中的部分思想加以解释和利用，达到减轻病人病耻感的目的。"生死有命，富贵在天"说明精神疾病同躯体疾病一样，都是疾病，是自然因素作用的结果，而不是个人品行不良或鬼怪缠身导致，因此精神病人及其家属不必为了患上精神病而感到耻辱，大众也不必因他人患上精神疾病而妄加揣测，要意识到精神疾病与躯体疾病一样亦需要科学的医学治疗，迷信不能使病人痊愈也不能使病人恢复社会功能。墨家思想主张"兼爱"，此"爱"是大爱，无差别的爱，对于精神病人要抱以关怀，减少歧视，积极伸出援助之手。道家思想推崇道法自然，无为而治，这是一种怡然自得的生活心态，老子反对追名逐利，反对欲望的无界限满足，主张简单自然的人生，"既来之，则安之"就包含着老子无为顺应、知足知止的思想。人们的所有烦恼都与自己的欲望相关，欲望得不到满足，烦恼就产生了。精神疾病患者大多是经历了许多挫折和困难的人，运用老子的思想与病人的心理治疗相结合，有利于病人调和欲望与不得之间的矛盾状态，安抚精神创伤，缓和精神焦虑。社会工作者作为服务提供者，在精神疾病患者案主进行心理咨询时，可结合中国的传统思想，使案主更能理解与相信。

（二）利用大众媒介

在信息时代的背景下，利用大众媒介传播关于精神疾病的正确知识，可以有效促使大众对精神疾病患者减少歧视与偏见；多一些精神疾病患者战胜疾病恢复正常生活的正面报道有助于增强病人治疗的信心；社会关注点从精神病人对社会的危害转移到关注精神疾病患者目前的生存处境上，关心他们的真实生活状态和需求，倡导给予他们应有的社会保护与社会关怀。精神疾病患者虽身患疾病，但与普通人一样拥有法律所规定的权利，有为自己争取应有权利的权利，亦有为自己发声的权利。但在现实生活中，由于病耻感或不知如何使用权利或用恰当的方式表达自己合理的诉求，精神病人在面对权利被侵犯时，往往选择了沉默和承受。社会工作者在此时，需要去了解精神疾病患者的需求，为其链接资源，同时需要关注其权利是否得到保障。社会工作者作为呼吁者，利用大众媒介呼吁关注精神疾病患者这一困难群体，吸引社会大众对他们的合理需求的关注，有利于集结社会力量与各方资源来帮助精神疾病患者。社会工作者也可以协助精神疾病患者为了他们的利益向现存的社会机构争取权利，通过大众媒介诉说他们的心声、他们真实的生活以及他们的希望与承受的与普通人不一样的痛苦，促使人们可以改变对精神病人的刻板印象，减轻精神病人病耻感，也有利于推动现存的社会机构作出一些有利于精神疾病患者的制度或政策安排。

（三）转变医疗机构模式

要转变精神疾病的医疗管理模式，首先需要转变精神疾病的治疗理念，需要意识到封闭性的管理和剥夺病人自我的治疗方式并不能使患者很好地康复和恢复社会功能。治疗的目的是使患者恢复正常，能够重新融入社会，而不是使其变成疾病痊愈却只能闭门不出的人。根据陈树乔等关于精神病院不同管理模式与护理人员情绪状况的调查数据分析，传统管理模式下工作的护士比开放式管理的护士更有抑郁症倾向。这也说明封闭式管理不仅会给病人这一主体带来负面影响，也同样会给医院的工作人员造成消极心理。以广州市一所精神病专科医院为例，该院针对其以慢性患者为主的特点，形成了一套系统的，以"全人、全程"理念为指导的，包括精神科医师、护士、心理治疗师、康复治疗师和社会工作者在内的五位一体综合性院内康复模式，采取的是开放式管理，目标不仅是治愈疾病，还有提供社会生活的训练，帮助其在出院后能够很好地重新进入社会生活。要达成这样的目标，更需要关注患者的心理状况，减轻患者的病耻感以达到康复的最佳效果。社会工作者应该成为整个精神疾病康复团队的纽带，则须紧紧联合各方，负责管理患者的康复档案，联系康复所需的资源，协调患者、患者家属和院方的关系，为患者的康复方案提出专业性的意见和建议，推进患者的康复进程，保证各部分工作的顺利进行。

（四）社区教育

社区教育是指在某一区域内利用社区资源向社区居民进行的教育活动，目的是提高社区居民素质，推动社区发展，主要活动是向社区居民宣传健康知识，指导社会生活，传递社会文化，为社区居民提供改善个人素质和形成合乎社会规范的社会角色的氛围，直接提高社区居民的成长，间接推动社区的发展，提高生活质量。根据杨陆花的调查显示，开展社区教育能有效地降低患者及其家属的病耻感，有利于患者在社区中康复，提高患者的生活质量和社会功能。因此社区教育是减轻精神疾病患者及其家属病耻感的重要途径之一。李立华等医院工作者进行了关于精神病患者家属对精神疾病知识健康教育需求的调查，结果显示认为自己缺乏精神疾病相关知识的家属占 89.1%，他们最想了解的知识分别是：如何预防复发、精神疾病的诊治方法与效果及如何帮助患者重回社会。社会工作者可以针对社区里患有精神类疾病的居民开展一系列服务：一是专业人员与患者及其家属进行面对面的沟通和交流，针对其存在的问题和困难进行指导和帮助；二是进行心理干预，不断鼓励患者及其家属采取积极正确的态度，克服病耻感的心理帮助患者及家属较全面地了解和认识所患疾病的相关知识；三是建立互助小组，招募相同境遇的患者及家属成为组员，开展小组活动，讨论有关病耻感的问题及如何克服和面对所患的疾病，互相介绍经验，以帮助引导他们消除病耻感，增进自信心，同时也帮助他们建立人际支持网络；四是积极向他们宣传政府的有关优惠政策，鼓励或协助去申请办理及享受优惠政策；五是定期举办健康讲座，邀请社区群众及康复成功回归社会的案例来参加座谈，并现场分享心得体会，向群众发放各种有关精神疾病知识的宣传折页，普及精神疾病知识，提高公众对精神疾病患者的接纳度。

四、结语

通过本课题的研究，可以看出我国精神疾病患者病耻化的原因是多重的。尽管有文化背景的影响，但我们同样可以将其利用，解释成为对减轻精神疾病患者病耻感的有力推动。同时在互联网时代下，精神疾病患者这一困难群体借用大众媒介，发挥其传播速度快、受众面广等特性，有利于改善公众对精神疾病患者的刻板消极印象。社会工作者秉持"助人自助"的专业理念，掌握科学的助人方法，在减轻我国精神疾病患者病耻感上，可以发挥举足轻重的作用，但关于社会工作如何与消除精神疾病患者病耻感的干预相结合仍需进一步研究和探讨。

参考文献

[1] 风笑天. 社会学导论 [M]. 武汉：华中科技大学出版社，2009：5.

[2] 郑维瑾，宋立升. 精神障碍患者的病耻感 [J]. 国际精神病学，2007（3）：165 – 168.

[3] 李茂生，邬志美. 我国重性精神疾病患者病耻感问题及对策分析 [J]. 中国医学伦理学，2017（3）：383 – 387.

[4] 贾品，张彬，王宁，等. 精神疾病病耻感的相关因素 [J]. 护理实践与研究，2017（24）：22 – 25.

[5] 谷嘉宁，李峥. 精神疾病病人家属连带内在病耻感研究进展 [J]. 护理研究，2019（18）：3188 – 3191.

[6] 史奇，颜玮，董永海，等. 住院精神疾病患者家属病耻感流行现状及影响因素分析 [J]. 江西医药，2018（7）：749 – 751.

[7] 陈熠，岳英. 精神病患者家属病耻感调查及相关因素分析 [J]. 上海精神医学，2000（3）：153 – 154.

[8] 杜长林，张艳清. 传统儒家哲学思想对现代精神健康的影响 [J]. 医学与社会，2012（2）：13 – 14.

[9] 许崇德. 中华法学大辞典：宪法学卷 [M]. 北京：中国检察出版社，1995.

[10] 池升荣. 集体主义和个人主义：东西方社会文化差异理解的关键 [J]. 太

原师范学院学报（社会科学版），2008（1）：31－32.

[11] 管健. 污名研究：基于社会学和心理学的交互视角分析 [J]. 江淮论坛，2007（5）：110－115.

[12] 赵继伦. 论大众媒介权力的滥用及其社会控制 [J]. 东北师大学报（哲学社会科学版），2003（4）：5－10.

[13] 王晴锋. 戈夫曼、全控机构与自我分析：兼论精神病人的调适与抗争 [J]. 武汉科技大学学报（社会科学版），2019（1）：61－67.

[14] 尹庄. 新形势下精神病院建设发展的思考 [J]. 现代医院管理，2016（1）：47－49.

[15] 陈树乔，丘东友，张雁文，等. 精神病院不同管理模式与护理人员情绪状况的探讨 [J]. 护理学（综合版），2002（1）：19－20.

[16] 刘联琦，周平. 精神病院五位一体院内康复模式的探讨 [J]. 中国康复，2013（2）：152－155.

[17] 吴遵民. 我国当代社区教育的历史回顾与展望 [J]. 远程教育，2011（3）：9－13.

[18] 杨陆花. 社区支持与教育对精神病患者和家属病耻感的影响 [J]. 中国民康医学，2015（23）：110－112.

[19] 李立华，吴启姣，梅芳，等. 精神病患者家属对精神疾病知识健康教育需求的调查分析 [J]. 现代临床护理，2009（1）：10－13.

[20] 郭峥嵘. 病耻感对于精神病患者的影响以及文化对策 [J]. 医学与哲学（临床决策论坛版），2013（11）：72－74.

[21] 康燕，吴雪，曹筱燕. 精神疾病患者心理弹性及人格特质对病耻感的影响 [J]. 西南医科大学学报，2017（6）：591－594.

[22] 杨帆. 中西集体主义与个人主义的价值观差异 [J]. 湖北广播电视大学学报，2009（9）：62－63.

[23] 童敏. 精神病人社区康复过程中社会工作介入的可能性和方法探索 [J]. 北京科技大学学报（社会科学版），2005（2）：35－39.

精神分裂症患者的社会性压力分析

　　精神障碍是指大脑机能活动发生紊乱，导致认知、情感、行为和意志等精神活动不同程度障碍的总称。其中精神分裂症作为重症精神疾病，长期困扰着患者及其家庭。本文针对精神分裂症患者，主要从社区康复模式的角度分析精神分裂症患者在生计、教育、社会、权益保障等方面所面临的社会性压力及其产生原因，提出相应的措施，以期更深入地认识精神分裂症患者面临的社会性压力，从而促进精神分裂症患者的康复和发展。

一、引言

　　精神障碍是指大脑机能活动发生紊乱，导致认知、情感、行为和意志等精神活动不同程度障碍的总称。其中精神分裂症作为重症精神疾病长期困扰着患者及其家庭。精神分裂症是以基本个性改变，思维、情感、行为的分裂，精神活动与环境的不协调为主要特征的一类最常见的精神疾病。精神分裂症患者病发后在生活中常常会面临诸多社会性压力。社会性压力是由社会中多数人有意识地施加于社会个体的力量，以使个体感受到社会对自己的无形约束，其来源也非常广泛，包括风俗、习惯、行为规范、规章制度、法律、社会风尚、社会舆论以及道德等。鉴于我国精神卫生问题的严重性和社会性压力对人的影响，正确认识精神分裂症患者发病后面临的诸多社会性压力就显得十分必要。世界卫生组织专家委员会（1981）提出社区康复"指在社区的层次上采取的康复措施，这些措施是利用和依靠社区的人力资源而进行的，包括依靠有残损、残疾和障碍的人员本身，以及他们的家庭和社会"。在我国，社区康复是指依靠社区本身的人力资源，建设一个有社区领导、卫生人员、民政人员、志愿人员、社团、伤残人士及其家属参加的社区康复系统，在社区进行残疾的普查、预防和康复工作，使分散在社区的残疾者得到基本的康复服务，最大限度恢复其功能。

随着社区康复的发展，世界卫生组织（2004）倡导包含健康、教育、生计、社会和赋权五个方面的社区康复模式。而社区康复模式的社会方面包括：个人援助、婚姻家庭关系、文化艺术、娱乐体育和法律保护等板块。就婚姻家庭关系而言，杜珍琳、童辉杰（2015）通过问卷调查法对精神障碍患者的婚姻家庭关系现状进行了分析和探讨，并指出由于受疾病的影响，精神障碍患者在工作、社会、家庭等方面的功能全都受到了不同程度的损害，这也使他们失去了维持良好婚姻关系的能力，同时，精神障碍患者各方面功能受损在经济和照料上带来更重的负担，直接降低了患者及配偶的生活质量。就法律保护而言，徐梦悦（2013）对精神卫生法存在的问题进行了研究与探讨，并指出精神卫生法未明确提出解决精神障碍患者就业问题的实质方案，部分法条十分笼统地阐明了"精神障碍患者的劳动权益受到法律保护"这样的虽然具有一定的原则性，但其实又非常空洞的观点。一个非常迫切的问题在于，目前在我国，精神障碍患者缺乏一个充分的、具有保障的就业空间。而对于文化艺术和娱乐体育方面的研究很少。

本论文从社区康复模式的角度出发，分析我国精神分裂症患者发病后面临的社会性压力，以期更深入地认识这些压力，促进精神分裂症患者的康复和发展。

二、精神分裂症患者所面临的社会性压力

《柳叶刀》（*The Lancet*）杂志在 2009 年发布的一项大型研究表明，我国有 1.73 亿人不同程度患有精神障碍，以精神分裂症为代表的重型精神障碍患者达 1600 万人以上，其中精神分裂症患者约占 900 万。精神分裂症作为重症精神疾病不仅长期困扰着患者及其家庭，还为社会带来了极大的压力与负担。张伟波（2014）等认为，从医疗系统中的社会经济负担来看，我国目前的精神疾病要花掉社会经济资源的 10% 以上。

（一）生计压力

1. 就业困难

目前我国研究精神分裂症患者的治疗和康复较多，而对该领域中促进精神分裂症患者就业的研究较少。直到 2013 年开始实施《中华人民共和国精神卫生法》，其中规定"用人单位应该依据精神障碍患者的实际情况，安排其参加必要的职业技能培训，提高其就业能力，为其提供良好的工作环境，并对其在工作中取得的成绩给予肯定"，精神障碍患者的就业问题才逐渐受到社会的关注，同时也在一定程度上肯定了精神分裂症患者的就业能力和就业机会。但在实践过程中，高瑞琴（2012）认为能够支撑这项规定的现实渠道非常少。加之，当前我国企业对精神分裂症患者的接纳度有待提高，企业在雇用员工时对精神分裂症患者这个群体有不少误解。其实精神分裂症患者不是在所有时间内都丧失意识，他们在未发病的时候，依然具备部分判断能力、劳动能力和辨认能力。因此，精神分裂症患者的就业情况还没有得到明显改善，而难以就业也进一步增大了精神障碍患者的经济压力。

2. 经济压力大

芮大林（2010）认为，目前我国精神分裂症治疗的主要资金来源是政府、社会募捐等。这些资金用于补助困难的精神分裂症患者及其家庭，帮助他们支付一定的医疗费用和生活补助。但是实际情况如前文提到，精神分裂症患者自身就业困难，而且其照顾者也为照顾患者而无法正常工作，导致患者家庭因病致贫并陷入贫困的恶性循环，此时政府拨款和社会募捐落实到患者身上已完全不能满足其治疗需要。正如高瑞琴（2012）所言，一些本该接受治疗的精神分裂症患者由于经济压力大，无法进行持续的治疗康复，而被困于家中或游走于社会。

（二）社会压力

1. 娱乐体育需求得不到关注并伴随孤独感的压力

笔者在查阅关于精神分裂症患者的文献资料时发现，当前，我国关注此类患者药物治疗的文献资料较多，而鲜有文献资料论及精神分裂症患者的娱乐体育需求，这项需求属于马斯洛（1954）在需求层次理论中所讲人的情感和归属需求的一部分，由此可见满足娱乐体育需求对于精神分裂症患者发展的重要性和目前人们对其的忽视。当精神分裂症患者无法进行娱乐体育活动时，他们则可能伴随被周围环境疏离，产生孤独感。

2. 被照顾者放弃管理治疗的压力

张丽萍、郑晓珍（2012）认为，精神分裂症患者的照顾者包括父母、配偶等，而且配偶是精神分裂症患者社会支持的源泉，但是在其长期的治疗和康复过程中，患者经常会面临被配偶等照顾者放弃管理治疗的压力。被照顾者放弃管理治疗是指在精神分裂症患者接受治疗和康复的过程中，其照顾者放弃对其生活起居的照料以及就医治疗的支持。在失去照顾者的照料之后，缺乏自理能力的患者则无法独立生活，也无法进行下一步的治疗康复，致使病情加重，无家可归，游走于社会。

3. 婚姻生育方面的压力

谢焱（2008）认为，精神分裂症会影响婚姻关系的建立与维持，对于男性患者尤其如此，男性患者已婚率低于女性，青春型患者已婚率最低，而且男性患者的离婚率高于女性。部分精神分裂症患者虽然经过治疗康复，其精神症状已经得到缓解并且恢复了一定的社会功能，但是依然被卫生部门在1986年颁布并且沿用至今的《异常情况分类指导标准》规定婚姻保健工作者要对精神分裂症患者进行劝导宣教，让其理解婚育的后果，并采取必要的防治措施；当精神分裂症患者婚配任何一方患有精神分裂症时则不许生育，这无疑给该群体尤其是青春型患者婚姻生育需求的满足造成了极大的阻力。

4. 鉴定申请被驳回后的压力

司法精神病学是临床精神病学的一个分支，它涉及与民事、刑事和民事诉讼、刑事诉讼有关的精神疾病相关问题，它的主要任务是对涉及法律问题又被怀疑患有或患有精神疾病的当事人进行司法精神病学鉴定，并以此为医学依据帮助法庭和司法部门审理案件。张亚林（2005）认为，当前我国精神分裂症患者违法行为的司法鉴定占司法精神病学总数的第一位，但是在实践过程中精神鉴定申请被驳回时有发生。在案件中，当精神分裂症患者的精神鉴定申请被驳回后，则无法证明患者的精神状况不健康，其可能被判定为完全民事行为能力人或具有刑事责任能力，因而要承担违反民事义务的民事法律后果，甚至因被判定为犯罪主体而被追究刑事责任。

（三）权益保障

1. 选举权得不到保障

选举权是宪法赋予公民的一项基本权利。中国宪法第三十四条规定：中华人民共和国年满十八周岁的公民，不分民族、种族、性别、职业、家庭出身、宗教信仰、教育程度、财产状况、居住期限，都有选举权和被选举权，但是依照法律被剥夺政治权利的人除外。孙力（2011）认为，选举权是公民政治权利的重要组成部分，既是主观权利，又是客观规范。选举权作为公民与生俱来不可转让的自然权利，从宪法规定来看，仅仅剥夺了我国严重刑事犯罪人员的选举权，而精神分裂症患者的选举权并未因为其精神状况而被剥夺。但是在实际情况中，许多精神分裂症患者的选举权并没有被充分重视。张爱艳（2011）认为，目前我国对精神障碍患者的权利保障研究主要集中在两个方面：一是对精神障碍患者的刑事责任能力的讨论，从精神障碍的特点以及刑事责任能力的主要内容来看，刑法中的"精神病"应作广义理解。有关精神病人方面的立法更多地关注对于病情的诊断复核权方面，其核心是疾病的治疗和康复问题，对于精神分裂症患者的宪法权利关注较少。尤其是农村精神分裂症患者的选举权几乎成了法律的死角。高瑞琴（2012）认为，在许多农村地区甚至无人知晓精神分裂症患者的选举权，若这个群体没有适当的渠道行使选举权，并由被选举人作为该群体的代表表达自己的意志，那么他们的治疗状况、经济权利和刑法权利将无法得到很好的保障维护。

2. 知情同意权没有得到切实保障

精神分裂症患者的知情同意权包括：住院的知情同意、出院的知情同意、诊断的知情同意、病历的查阅复制权、治疗方法选择及诊疗后果的知情权等。我国2013年颁布的精神卫生法为精神分裂症患者实现知情同意权提供了基本法律依据，但是在实际操作过程中，入院方式除自愿方式外还有非自愿方式。非自愿住院是以危害行为或危险存在作为判定标准的，而其出院也非自主能决定的。这些例外条款也让权力的保障有了更多的不确定因素。

精神卫生法（2013）第四十七条规定，"患者及其监护人可以查阅、复制病历资料"；同时，又言明"可能对其治疗产生不利影响的除外"。表面上看，此条款是为了更好地安抚患者情绪、保护患者身心健康、利于疾病的诊治，但实质上是在诊疗过程中极易排除患者的意志、否定了患者的权利。在实际操作中，对"治疗不利"四个字的描述抽象而宽泛，判断的标准完全掌握在医院和医生手中，患者知情同意权的实现形式出现了很大的模糊性，如此一来，患者对于医疗信息的知情同意权就被变相剥夺了。

（四）教育权没有被充分保障

我国的义务教育是指，根据宪法规定，适龄儿童和青少年都必须接受，国家、社会家庭必须予以保证的国民教育。我国的义务教育法规定义务教育年限为九年，包含了六年的小学教育和三年的初中教育，具有强制性、公益性和普及性。其中适龄儿童和青少年虽然包含了部分适龄精神分裂症患者，但是在实际情况中这个群体经常被认定为没有学习能力，不适合接受教育。陈荣民（1996）认为，首次发病的精神分裂症患者的智力功能基本保持，虽存在记忆差、思维集中和持久困难、情绪缺乏稳定的劣势，但仍可接受教育。由此可见，对于首次发病的精神分裂症患者而言，他们不仅有权接受教育，也有能力接受教育，校方和社会对其受教育权和能力的忽视和否定给患者接受教育造成了很大的阻力。

三、压力来源分析

（一）传统观念，人们对精神障碍患者的刻板印象

黄橙（2009）认为，公众对于精神疾病的知晓率不到50%，由于精神

卫生知识普及力度不够，人们对精神分裂症患者的认识比较少，认为精神障碍患者都具有破坏性，甚至有人认为精神分裂症会传染，因此不仅没有尊重这个群体，对其存在偏见，甚至避之唯恐不及。加之新闻媒体经常报道关于精神分裂症患者伤人的消息，这种舆论消息容易导致其他精神分裂症患者被社会大众贴上危险的标签。"刻板印象"是指人们对某一类人或事物产生的比较固定、概括而笼统的看法。而精神分裂症还细分为：紧张型精神分裂症、妄想型精神分裂症、青春型精神分裂症和单纯型精神分裂症等，而且精神分裂症患者在治疗康复的不同阶段行为表现也会不同，其中不乏具备劳动能力且长期按时服药帮助他们稳定控制病情、发作率极低的患者，因此并不是每一种类型的患者都具有破坏性或者会伤害他人。人们由于对精神分裂症患者的刻板印象，并没有认识到精神障碍患者个体的不同，不能接纳这个群体，常常否定和不信任这部分精神分裂症患者的能力，这也成为精神分裂症患者回归社会、恢复正常社会生活的一大障碍。

（二）社会支持不足

1. 社会支持系统功能缺失

刘玉莲（2008）认为，从社会资源利用的角度出发，社会支持属于一种资源，是人们应对紧张事件问题的潜在资源，是通过社会关系、个体与他人或者群体之间所互相交换的社会资源，社会支持包括施者和受者两个有意识的个体之间的资源的交换。而刘铁桥（2000）等认为，社会支持对于精神分裂症患者的发病、治疗、预后、康复均具有重要的影响。唐文忠（2000）等所做的一项 7 年的随访研究也表明，社会支持网络中非家庭成员的支持预示着患者 7 年之后的社会适应功能。精神分裂症患者生活的社区向其提供支持服务，这对他们维持生活质量起到了非常重要的作用。诸多文献表明精神分裂症患者的社会支持严重不足。加之，精神分裂症多起病于青壮年，病情迁延，目前尚无一种有效的治疗手段能够治愈，导致患者病情反复波动，甚至终生需要门诊治疗和住院治疗，在这一过程中，其所在家庭往往因病致贫甚至负债累累，与亲友关系疏离。而父母作为精神分裂症患者的照顾者之一，在患者治疗康复的过程中，逐步进入老年阶段，照顾能力变弱，不得不放弃对患者的管理治疗，这也进一步增大了精神分裂症患者的压力。

2. 婚姻状况不良

精神分裂症是一种慢性迁延性疾病，常导致不同程度的社会功能缺陷。王丹（2015）认为，社会功能恢复是精神分裂症患者治疗的目标之一。婚姻、生育是正常生活的组成部分。同时赵宝龙（1996）曾提出婚姻状况与精神病患者的预后和转归有关。婚姻失败往往对其预后有不良影响，不良的预后又对婚姻生活产生负面效应，良好的婚姻关系能提高患者对治疗的依从性，促进他们回归社会。男性患者的离婚率高于女性，并与患者的年龄、复发次数、劳动能力、居住条件及配偶的文化程度有关。离婚多发生于精神分裂症患者的中晚期，疾病早期夫妻关系有时可能更紧密；随着病情的发展，双方关系不断恶化，配偶可能会降低对患者康复的期望，离婚的概率也会增大。

1986 年 7 月 21 日，卫生部门关于婚姻问题专门颁布了《异常情况分类指导标准》（试行）并沿用至今，其将异常情况分为四类，对当事人的结婚问题作出了不同的规定，包括：不许结婚；暂缓结婚；可以结婚但不许生育；可以结婚但限制生育。关于精神障碍患者的生育规定为：精神分裂症、躁狂抑郁症和其他精神疾病在发病期间的暂缓结婚；婚配任何一方患有精神分裂症、躁狂抑郁症和其他精神疾病，病情稳定者可以结婚但不许生育。30 年过去了，目前这部《异常情况分类指导标准》（试行）依然有效，虽然在医学上我们已经认识到经治疗已经痊愈或者精神症状已经缓解有一段时间，社会功能恢复正常的患者可以结婚，但是这套关于婚姻问题的指导标准尚未随着社会的发展而进行修订。

（三）缺乏有针对性的社会保障政策

中国政法大学教授卓小勤（2011）称，我国的刑法、刑事诉讼法、民法通则、残疾人保障法、母婴保健法等多部法律法规中，都有精神疾病患者权益的条款。但是，从总体上看，现行的关于精神疾病患者管理和权益保护的法律法规规定过于粗糙，缺乏具体操作细则，且主要规定了患者的法律责任问题，缺乏有效的权利保护规定。目前，我国医保政策中对于精神障碍的特殊政策保障水平因区域、险种不同有较大差异，特殊政策以保障门诊为主，30.4% 的地区尚无任何针对精神障碍的特殊医保政策。因此，现有医保政策可能在缓解患者的经济压力等方面有一定积极作用，但不同区域、不同险种间的待遇差异需要进一步缩小，其补偿水平是否合理还有待进一步研究。从 2013 年开始施行的《中华人民共和国精神卫生法》有针对精神障碍患者治疗和权益保护的规定，但是依然比较粗糙，没有专门针对精神分裂症患者的法律援助相关条款，因此精神分裂症患者的特殊社会保障需求依然没有得到保障。

（四）法律制度不完善

1. 司法精神病鉴定制度不完善

王宇（2015）等认为，我国司法精神病鉴定存在一些问题，包括司法精神病鉴定启动难度大等。由于我国目前法律制度的不完善，使得鉴定启动权的配置不合理，公检法对鉴定的启动权占据垄断地位，加之鉴定人员的资格认定制度存在瑕疵，缺乏标准和监督，权责不明，使得精神鉴定未能充分发挥保护精神障碍患者的作用。同时我国也缺乏鉴定申请驳回后的有效救济。

2. 监护制度不完善

监护制度是保障未成年人和精神分裂症患者人身、财产等合法权益的重要制度，是对无民事或限制民事行为能力人以及因精神疾病无法正常判断辨识事物，进行民事活动的精神障碍患者，为保护其人身和财产权利而监管的民事法律制度。王宇（2009）认为，我国在这方面的立法理念相对滞后，家庭照顾与监督管理仍是我国民法的传统观念，将监护限定在家庭传统伦理道德意识形态上。我国的监护制度在民法通则只有 4 条，精神分裂症患者难以通过简单粗糙的条文获得权益的保障，立法技术不适应现代社会的发展。加之监护人的监督缺乏，监护登记制度空缺，监护人的权利义务不平衡，这些致使精神分裂症患者没有在制度下得到应有的保障。

四、缓解压力的措施

（一）开展自理能力技能和社交技能训练

精神康复的首要任务是延缓精神病患者的社会功能衰退，降低复发率和再住院率，而技能训练则是其康复过程中重要组成部分之一。因此，要发展患者的自理能力技能和社交技能。自理能力发展从穿衣服、叠被子、洗脸刷牙、剪指甲等家务劳动能力训练做起。

社交能力发展可通过心理剧的形式实现。心理剧也叫社会剧，由精神病理学家莫瑞努（Moreno）在1921年提出，是通过特殊的戏剧化形式，让参加者扮演某种角色，借助于某种心理冲突情境下的自发表演，主角的人格结构、人际关系、心理冲突和情绪问题逐渐呈现于舞台，在治疗者的间接干预和同台参演者的协助下，使心理问题得到解决的一种团结心理咨询与治疗的形式。郭平（2011）认为，心理剧的实质是以舞台为景，借助角色扮演、情景模拟等方式，来暗示或提醒剧中的主角在真实事件中所忽略的重要关键点。可以在心理剧中训练患者发起谈话、维持谈话、表达积极感受和消极感受的技能，并且通过情景模拟，帮助患者练习如何应对各种冲突，学习合理处理人际矛盾的技能。

（二）推动"三社"联动

社区、社会组织和社会工作者"三社"联动倡导将精神分裂症纯医学化，倡导对精神障碍患者的接纳，同时通过三者互相配合帮助精神分裂症患者回归社区生活，融入社会。首先是进行社区救助。周光艳（2012）认为，社区救助是当精神分裂症患者在住院救助的基础上精神症状得到及时的控制、病情相对比较稳定后回到社区，由社区给予的监督、监管、援助等。它包含了医疗护理救助（社区免费送药、体检及辅助检查）、社区家访、工疗站、职业技能培训、社区招聘等。社区和精神分裂症医疗机构合作，每月为精神分裂症患者免费上门发药并体检，同时，由社会工作者或社区的民政专干及义工定期上门随访，了解患者的病情、服药情况、经济状况、家属支持情况以及家属的生活状况等，以便为患者提供更适宜的服务。"公疗"是指通过做一些力所能及的工作锻炼手和脑，建立工疗站就既可让患者得到锻炼，又为他们提供了成员同质性很高的交流场所，促进其康复。最后，社区和社会组织等还可以联合为患者提供就业技能培训服务，通过招募有意培训者参与社区中每周开展的职业技能培训，提高他们的就业能力，并链接社区中的资源，为患者提供就业途径，招聘有一定工作技能的患者工作，增强其自信心，促进其融入社区生活，同时减轻其经济负担，形成助困的良性循环系统。在此基础上还须修订我国于 1986 年颁布并沿用至今的《异常情况分类指导标准》，将其中第三条第一款：婚配的任何一方患有精神分裂症则不许生育，进一步修订为经过治疗已经痊愈或者精神状态已经缓解，社会功能恢复正常的精神分裂症患者可以结婚生育。

（三）呼吁政府加大财政投入

政府加大对精神障碍治疗康复机构以及医学教育的财政投入，增加治疗机构的数量，改良必要的设备配置，改善治疗乱象，培养医疗人才。中国医科大学附属第一医院精神医学科教授王哲（2015）指出，由于收入偏低、不受重视等原因，导致大量心理学人才流失。中国临床医生约 270 万，其中从事精神科的只有 2 万多，还不到总额的 1%，因此，精神病学始终没能融入医学主流，在医学教育中还是冷门。然而中国疾病预防控制中心（2015）的数据显示，从医疗体系的社会经济负担来看，中国目前精神疾病要花掉社会经济资源的 10% 以上，人才配置与社会实际所需严重不匹配，因此要加大这类财政投入。

（四）发展教育

首先要发展精神分裂症患者的特殊教育，建设特殊教育学校。但是这项措施也有一定的弊端，即可能会再次给精神分裂症患者贴上不正常的标签，不利于这个群体被平等看待和融入社会。其次要针对适龄患者制定更为详细的精神分裂症患者入学条款，就发病初期病情得到控制且有学习能力的患者而言，校方应允许其在原就读学校接受教育，践行友好平等的人权理念。同时采用动态测验，重点关注患者的学习潜能。朱晓晶（2015）等认为，学习潜能的评估对患者具体受教育水平没有特殊要求，而像智力测验这种静态测验对患者受教育水平都有一定要求，这就对剥夺受教育机会的个体十分不利。

同时要加大对精神分裂症患者的教育投入，培养教育工作者在患者技能培训中的能力。张伟波（2014）认为，在药物治疗的基础上，还需要医疗康复机构和社区进行家庭教育、技能训练等一系列心理社会综合干预来帮助患者最大限度地获得独立生活能力，控制精神症状，学习疾病的相关知识和应对方法，有效防止复发。

（五）赋权

"赋权"一词的使用可追溯到20世纪70年代，由当时美国哥伦比亚大学学者提出，并运用于对被歧视的美国非洲裔黑人增能的工作，从而把赋权注入社会工作。《社会工作词典》对赋权的解释是：帮助个人、家庭、团体和社区提高他们个人的、人际的、社区经济的和政治的能力，从而达到改善自己的状况的目的的过程。因此，可建立精神分裂症患者互助支持小组，帮助精神分裂症患者建立一个互相分享生活经历和交流康复经验的平台，相互支持，使其处于社区康复项目的中心位置并持续参与，减轻他们面临的重重社会性压力。

结语

长久以来，精神分裂症患者发病后都面临着极大的社会性压力，直到2013年实施了《中华人民共和国精神卫生法》，我国在精神卫生方面才正式有了一套法律制度，这也成为维护精神分裂症患者合法权益的重要依据。然而精神分裂症患者在生计、教育、结婚生育等方面的压力并没有因为这部法律的颁布而得到明显缓解。分析精神分裂症患者病发后面临的诸多社会性压力及原因：①精神分裂症患者的社会支持不足；②社会对精神分裂症患者存在刻板印象；③保障精神分裂症患者权益的相关政策、法律制度不完善。笔者针对这些压力提出了相应的缓解措施，以期更加深入地认识精神分裂症患者病发后面临的社会性压力，促进精神分裂症患者的康复和发展。

社区精神康复工作的现状及分析

——以成都市四社区为例

肖 敏 陈会全

在精神卫生问题突出、精神障碍患病率明显持续增高这一背景下，随着社会的发展，传统的医院治疗模式在精神障碍患者康复过程中的地位也有一定的下降，社区精神康复模式开始出现在历史的舞台。社区作为患者回归正常生活的最后缓冲地带，在配合医院进行治疗的基础上也发展出独特的非药物治疗这一重要的社区精神康复模式。

本文以查阅前人文献资料为基础，以目前成都市社区精神康复工作的现状为研究对象，以社区访谈为研究方法，呈现了专业社区精神康复服务队伍现状、社区精神障碍患者的需要以及在社区精神康复中的困难，并且通过社区探访得到政府及社区对精神障碍患者权益的保护和康复救助的手段及程度，呼吁社会提高对社区精神障碍患者的关注度，为社区精神康复服务工作的开展提供有利的依据，也为社会工作者介入精神障碍群体的社区康复提供了可行性和必要性。

一、研究背景

精神卫生既是全球性的重大公共卫生问题，也是较为严重的社会问题。随着我国经济的快速发展、竞争的加剧、压力的增大，精神卫生问题的严重性在我国已十分突出，精神障碍患病率也明显持续增高。进入 21 世纪以来，精神疾病和心理障碍已成为威胁人们健康的最主要的一类疾病。精神障碍患者的康复问题也成为社会一个亟待解决的重要社会问题。在精神障碍患者由医院向社会过渡的重要"缓冲期"，社区精神康复在整个康复体系中扮演着越来越重要的角色。发展社区精神卫生康复工作是一个时代的趋势，它可以减少长期住院带来的一系列问题。社区精神康复在国外和我国香港地区已广泛实施，但在我国内地还处于起步阶段[1]。如何有效借鉴经验探索适合我国状况的社区精神康复模式是目前社区精神康复工作的目标。

目前我国精神专科队伍严重不足，医院救治能力有限，无法为精神障碍患者提供从防治到康复的全面性服务，再者作为慢性病的精神障碍，需要长期服药医治，长期住院的救治模式已经初露弊端，社区精神康复登上了精神康复的舞台。随着社会的进步和精神医学的发展，社区内也逐渐建立起各种康复机构并不断完善，依靠社会力量，为精神障碍患者开展根本的药物治疗、心理治疗相配合的综合治疗。但目前，大多数社区对精神障碍患者没有进行身体、心理相结合的综合治疗，而是采取控制手段，即控制其不危害社区、社会及他人，并没有实质性的做法来让精神障碍患者消除症状，恢复原有的社会功能、重返社会。因此，社区精神康复专业工作人员还需要加强自身对于帮助精神障碍患者的专业素质，明确目标，从简单的看管恢复功能，让患者回归社会，逐步过渡到提高整个人群的精神卫生状况。[2]

二、社区精神康复现状

精神障碍指的是大脑机能活动发生紊乱，导致认知、情感、行为和意志等精神活动不同程度障碍的总称。社区精神卫生康复是指发生在社区内的精神康复工作，由专门的精神康复社会工作者协同社区精神康复医师、康复治疗师及心理咨询师等一系列专业人才共同努力配合完成患者的精神康复工作。社区精神康复的对象主要是精神障碍患者群体。

（一）精神障碍者的需求、影响及工作现状

1. 社区对精神障碍患者的管理现状

社区干预是有计划、有组织地进行一系列活动，以创造有利于健康的环境，改变人们的生活方式，降低危险因子水平，预防疾病，促进健康，

提高患者的生存质量。[3]社区精神障碍患者可以分为两种，即持有精神残疾证明的患者、未持有精神残疾证明但可以观察出是属于精神障碍的患者。从综合因素来看，社区精神障碍患者状态有三类：一是在精神障碍患者急性症状得到控制，并且在家人或社区的帮助下能够较为正常参与社会活动的持证精神障碍患者；二是经观察属于精神障碍患者，但受家人保护未公之于众的未持证患者；三是在社区生活中，急性症状复发的精神障碍患者。

中国社区精神康复工作还处于起步阶段，以目前成都市社区精神康复工作来看，社区对精神障碍患者进行的是管理控制工作，更多的是在被动地处理精神障碍患者所带来的问题和困扰，而对精神障碍患者本身的精神康复做得很少。精神障碍患者的治疗和康复在目前还是依赖于医院，社区康复工作主要是配合医院送医、派药及慰问等基础工作。目前成都市社区既要对属于本地区的精神障碍患者进行精神康复管理，也要对长期流浪到该地区的精神障碍患者进行精神康复管理。

2. 精神障碍患者的需要及困难

根据社区访谈的整理分析得出，精神障碍患者的需求有：第一，精神疾病种类繁多，治疗花费巨大，精神障碍患者需要得到政府及社会的关心、关注和救助；第二，患者在社区康复中的良好康复环境，包括社区居民及家庭成员对患者的正确积极心态、社区提供的专业系统的康复服务等；第三，在患者康复后，社会能够提供合适的就业机会，以便患者能够很好地重返社会生活。精神障碍患者及家庭的困难主要是精神压力和经济压力。精神压力来自社会群众对患者及家庭的歧视和患者及家庭自身的"病耻感"；经济压力来自患者长期的治疗费用及康复费用。

3. 精神障碍患者给社区、家庭带来的影响

由于家庭经济状况和精神障碍患者自身的病情等因素，精神障碍患者回归家庭、社区生活成为必然。具体来说，长期的住院治疗会产生巨额的医疗费用，这对于普通家庭都是无法承担的。社区精神康复是以家庭治疗为主，可以减少医疗花销；而且精神障碍患者在接受一定时间的治疗后，病情得到控制，社区精神康复就成为其首要的选择。精神障碍患者家庭成

员并非专业人士，对于精神障碍患者的照顾会缺乏科学性，需要有专业人员来对精神障碍患者进行家庭、社区康复护理。精神障碍患者大致可以分为抑郁型和狂躁型两种：抑郁型患者主要是对社区中单个的家庭带来影响，造成家庭生活品质下降，增加家庭经济负担，给家人带来很大的精神压力；狂躁型患者更多的是给整个社区带来影响，破坏社区正常秩序、公共设施，打扰社区正常办公和社区居民的正常生活，威胁社区居民群众的人身安全，是影响社区和谐、安全的不稳定因素。目前成都市社区在处理精神障碍患者带来的影响时多是被动的，精神障碍患者破坏公共设施时，社区用自有资金进行修缮；精神病患伤人时，则劝说受害者要有平和的心态，换句话说就是"认倒霉"，社区再给予力所能及的帮助；精神病患家属逃避监护责任，社区坚持不懈寻找其亲属承担责任，协助其承担责任。在社区这个系统大环境下，不管是抑郁型患者还是狂躁型患者都直接或间接地影响到社区的和谐稳定发展，因此，有效地对精神障碍患者进行管理和社区康复是必要的。

（二）社区精神康复工作人员现状

精神疾病是一种需要长期且周期就医治疗的疾病。让精神障碍患者能够回归正常生活，医院与社区精神康复的有效配合是密不可分的。医院的救治可以控制、稳定患者的病情，但精神疾病对患者人格、心理、社会功能等方面的损害，往往是潜在隐存的，不具备专业知识的人很难发现，所以精神症状控制后的患者回到社区进行精神康复对患者的病情缓解、社会功能的恢复、减少病情的复发起着极其重要的作用。

社区精神康复人员是社区精神康复非常重要的一部分，应具备较强的专业素质，防止在管理过程中对患者造成二次伤害。目前成都市大多数社区的精神康复管理工作是由社区残疾专干执行，残疾专干管理精神障碍患者的好处是，其了解政府对于残疾人的优惠和补贴，能够更好地帮助精神障碍患者及其家属；但残疾专干的服务对象不只是精神残疾者，也包括肢体残疾人等，所以其投入精神残疾者身上的精力就不会太多；而且据了解，目前成都市社区残疾专干的学术专业不仅是社会工作等相关专业，而非专业人士对于社区精神康复服务工作的开展是有影响的。这是由于社区对于精神障碍患者的社区康复不重视，社区只是形成了对精神障碍患者的管理意识，没有形成社区精神康复意识。

（三）法律及政策现状

1. 法律及政策依据

精神残疾指各类精神障碍持续一年以上未痊愈，存在有认知、情感和行为障碍，影响日常生活和活动参与的情况。政府规定，凡精神残疾达到二级及以上的患者，则可以申请最低生活保障，享受相应的生活救助和福利。随着精神障碍群体在当今困难群体中占有越来越大的比例，国家也相应出台相关法律、法规、政策来约束管理和救助精神障碍患者。

2013年5月1日正式实施的《中华人民共和国精神卫生法》，其主要内容有：一是坚持预防、治疗、康复并重，减少精神疾病的发生，提高治疗、康复水平。二是通过规范诊疗活动加大救助力度，确切保护精神障碍患者的正当权益和人格尊严。三是科学设置非自愿住院医疗制度，明确条件、严格程序，努力与国际通行做法相衔接，保证精神障碍患者不因贫困得不到救治，确保肇事肇祸等严重精神障碍患者不因疏于管理而伤害自身或者危害社会、他人，确保无须住院治疗的患者不因程序、制度缺失而被强制收治。四是合理分配各方责任，建立政府、家庭和社会共同承担、负担适度的契合我国国情的精神卫生工作机制；同时，尽可能和现有法律制度相衔接，充分利用现有制度，以减少制度执行成本。

2. 阳光救助

2009年5月，成都市人民政府出台了《成都市重性精神疾病患者阳光救助工作实施意见》，决定对部分处于贫困未治疗状态的重性精神病患者实施阳光救助，并纳入民生工程目标管理，切实为患者和家属减轻负担。阳光救助以"自愿申请，应助尽助"为原则，凡具有成都市户籍，或持有成都市居住证享受市民待遇的居民，经定点精神疾病医疗机构确诊的重性精神疾病患者，精神残疾达到二级及以上的均可享受"阳光救助"。

经过残联、卫生、民政和劳保等部门对现有政策认真研究，成都市把现有政策全部整合衔接起来，所需经费根据"医保先报、符合条件民政救助、残疾人保障金兜底"的原则，最终确定了阳光救助的内容和标准。

首先，由残联和民政部门资助未参保人员参加城乡基本医疗保险，对达不到参保标准的给予补足，按城乡居民基本医疗保险最高档个人缴费标准参保，确保100%参保。

其次，患者一次性享受救助最长时间不超过三个月、费用不超过6600元的住院治疗救治，这部分费用在按照参保水平报销后，符合低保条件的患者由民政部门依政策实施医疗救助，剩余部分由残疾人就业保障金承担。

然后，阳光救助考虑到了患者住院时期的生活补助：给予患者每天12元的生活补贴，这笔费用由残疾人就业保障金承担。

此外，患者还享受每年每人800元免费门诊或者申请门诊特殊疾病，免费门诊医疗花费由残疾人保障金承担，门诊特殊疾病由医保报销。

最后，病人出院后，都被纳入社区管理，费用按社区标准列入基本公共卫生经费解决。

成都市重性精神疾病患者"阳光救助"工作不仅缓解了精神障碍患者家庭经济压力，也为精神障碍患者提供了康复保障，是一项有效的民生项目。成都市自2009年实施阳光救助以来，其惠民措施在各个社区得到了相应的落实，重性精神疾病患者也及时得到了适宜的治疗。

（四）社区的执行现状

目前探访成都市部分社区可知，社区的具体执行情况有做得好的地方，也有需要完善和改进的地方。其中做的好得地方有：

第一，社区有预防精神疾病意识，能够做到按规定制作预防宣传手册并且发放。

第二，社区能够做到了解本社区精神障碍患者，定期统计人数及患病种类。

第三，社区作为政府和患者家庭的桥梁，能够及时宣传政府相应的政策法规，确保精神障碍患者及其家属能够切实地、及时地享受救助。社区协助残联对精神障碍患者进行符合规定的救助，切实保护精神障碍患者的合法权益。

第四，社区作为医院和患者家庭的桥梁，当精神障碍患者急性症状复发时，社区做到帮助家属及时将病患送到医院救治。但精神障碍患者在家接受康复治疗时，社区做到协助医院帮助患者例行体检和派发基本药品。

第五，社区尊重精神障碍患者的人格，不排斥精神障碍患者，并给予患者和家属相应的照顾，定期慰问患者和家属。

当前社区需要改进的地方有：

第一，社区对于预防精神疾病的措施还有所欠缺。

第二，社区无法跟进患者的服药等情况。

第三，社区没有系统地针对精神障碍患者的管理办法，更多的是在事故发生后，再做一些善后工作。

第四，社区医院，只有行政上的工作，例行检查，其他方面基本没有对社区精神障碍患者起到作用。

三、社区精神康复的现状分析

(一) 社区精神康复执行过程中的困难与困惑

1. 社区精神康复执行过程中的困难

社区精神康复工作的开展不仅是针对患者本身，也需要患者家属及社会群众的支持，但不管是患者本身还是其家属都对社区精神康复服务的接受程度不深，甚至是不能接受，这也会阻碍社区精神康复服务的开展。而且一些家庭为了保护精神障碍患者或者为了面子是非常排斥外人的，不愿意让患者公开接受治疗或者不愿意让别人知道其病情，以致延误患者病情，给自身带来很大伤害；还有一些精神障碍患者家属嫌弃患者，但是出于社会道义不得不照顾精神病患，又不能让精神障碍患者得到很好的照顾。这些都是社区精神康复服务开展的绊脚石。

目前社区开展精神康复工作的困难还有：康复工作事务零碎，没有系统化，没有以其为对象进行研究和分析，进行个性化服务；缺少专业的技术和资源；缺少财力资源，政府没有专门的服务资金投入；社区精神康复人员对精神障碍患者的了解太少，社区精神病患缺乏专业支持和专业照顾；与家属沟通不够，很难让家属明白我们正在做的工作是有益于患者的。

2. 社区精神康复执行过程中的困惑

目前政府实施救助的精神障碍患者是经过专业医疗机构认定且持有残疾证明的精神障碍患者。由于病情轻微、"病耻感"等因素，目前成都市未持证的精神障碍患者也占有一定的数量，这类群体由社区独立负担，政府尚且无法将他们纳入救助范围，但社区的资源和经费等有限，在无法连接资源寻求政府、社会帮助的情况下长期支持是有一定困难的。社区精神康复工作在这一方面也有较大的困惑。

精神障碍患者给社区及他人带来人身伤害、财产损失时责任承担的困惑。法律政策在社区处理相关问题时，一方面作为处理依据支持着社区执行，但是从另一方面来说也出现了法律政策在特殊情况下难以落实的问题。《中华人民共和国精神卫生法》明确规定，政府、医疗机构、家庭及社会其他人给精神障碍患者造成人身伤害和财产损失所应承担的责任，在一定程度上充分保护了精神障碍患者这一群体。但是对于社会普通群体受到精神障碍患者带来的伤害如何处理呢？根据《中华人民共和国民法通则》规定，精神病人对他人造成损害的，也不能免除民事责任，由其监护人承担民事责任，精神障碍患者个人有财产的，从其财产中支付赔偿费。但在实际执行的过程中，对于精神障碍患者带来损失和伤害，精神障碍患者个人和家庭都无法承担责任或者是逃避承担责任，这给社区工作带来了很大的困扰。据探访结果得知，目前成都市社区对类似情况的处理结果是由社区承担最后的责任，支付赔偿损失。若社区长时间作为责任承担人，会让精神障碍患者的家属滋生逃避责任的想法；但是社区如果不承担精神障碍患者带来的后果，那最终的责任该由谁承担呢？

（二）社区精神康复滞行的原因

1. 社会对精神障碍患者的歧视

整个社会大环境下，大众对于精神疾病及患者的看法都是片面的、消极的，绝大多数人对精神疾病本身及患者均缺乏客观的了解，即使一些为精神障碍患者提供服务的人也不完全了解这一疾病。而且由于精神分裂症本身的特殊性，有的患者发病之后确实会做出打人等危险行为，加上媒体的宣传，使得大部分人对精神疾病患者的印象仅止于此。许多社区居民甚至是精神障碍患者的亲属都对精神疾病有或多或少的恐惧、害怕、歧视等心理，从而不愿意与精神障碍患者有生活或工作上的接触，这给精神障碍患者家庭带来很大的精神压力，也给精神障碍患者重新回归正常生产生活带来极大的阻碍。

2. 社区精神康复服务队伍的素质有待提高

目前社区精神康复服务队伍存在人员队伍基本结构失衡、专业康复医护人员紧缺、综合服务能力欠缺、康复服务模式发展滞后、精神康复服务理念陈旧等问题。[4]社区服务人员对康复技能和护理知识的培训要求迫切，应加强各种类型的专业人员队伍建设，如心理师、社工等，提升现有提高社区精神康复服务队伍的素质，使服务人员在专业康复服务中发挥最大的能力。

3. 家属对社区精神康复服务的接受度较低

传统精神康复主要是靠医院治疗，而社区精神康复在某种程度上是不同于医院的药物控制治疗的。在精神障碍家属的传统观念中并不了解社区精神康复服务，也不认同社区精神康复服务，不相信非精神科医生能做到对疾病的康复，因此，大多数的家属是不愿意让精神障碍患者接受社区精神康复服务的。

4. 精神障碍患者及家属的"病耻感"严重

精神疾病"病耻感"指的是精神障碍患者及其相关人员因精神疾病所致的羞耻感和社会工作对他们的歧视和排斥态度[5]。病耻感体验已经成为精神障碍患者及家属在康复过程中最大的负担，因此家属会隐瞒患者病情并产生悲观情绪，容易责怪及激惹患者，使患者增加痛苦，不利于精神障碍患者的治疗和康复。

5. 社会关注度较低

就目前探访社区来看，社会对精神障碍患者康复及生活的关注程度是很低的。社区工作人员提到社区精神康复氛围很重要，要倡导社区居民、社会群众关注精神障碍患者和家属，让精神障碍患者感受到社会各界的关爱才能有利于患者的康复。

四、社区精神康复的介入及方向

从政府层面讲，随着精神障碍患者数量的渐增及精神疾病种类的日益繁多，关于精神障碍患者的社会问题也日益增多而且多变，政府要适时地完善制度法规，确保社会普通大众及患者自身的权益能够得到保护；政府要加大监管力度，确保救援、救助能够落到实处。

从社区层面讲，在社区精神康复服务的工作中，社区承担很重的工作责任，面临的是精神障碍患者及其家庭的心理和社会方面的要求，其目的是帮助精神障碍患者恢复社会功能，重返社会生活。社区要从资源调动及寻求适合的康复模式入手，做好政府、医院、社会与患者之间的桥梁工作，引入专业工作队伍，进行专业社区精神康复服务。而社会工作以助人为宗旨，运用专业知识进行社会关系的协调，预防和解决社会问题，帮助社会困难群体和社区恢复、改善，并激发潜力发展其功能[6]，是一个专业的队伍。因此，社区与社会工作专业队伍的合作介入社区精神康复成为一个必然趋势。

以目前社区精神康复服务的状况来看，社区精神康复服务最好的切入点还是应该从患者周边关系系统出发，以患者周围的氛围来影响患者的康复服务。

（一）社区居民

社区居民作为精神障碍患者的一个周边系统，它对精神障碍患者的康复有较大的影响。但在当今社会生活中，人们普遍对精神障碍患者抱着恐惧、歧视等心态，这对精神障碍患者的康复极为不利。从这方面来看，社区精神康复服务需要将社区居民纳入范围，以转变社区居民的心态以积极来看待精神障碍患者。以社区居民为介入对象开展社区精神康复服务，社区主要应做到适时、适当地对正确认识精神障碍疾病的宣传和教育工作，包括发放传单、播放视频及专家讲座等。

（二）精神障碍患者家属

精神障碍患者的家属在患者康复过程中起到支持和照顾患者的作用，是影响患者精神康复的一个重要因素，但是精神障碍患者家属在生活上面临着比患者更大的压力，他们一要面对社会对患者家庭的舆论压力，二要面对整个家庭的经济压力，三要承受照顾精神障碍患者的压力。所以，社区精神康复服务可以以精神障碍患者家属为主要切入点，引入社会工作专业机构，利用其专业的知识技巧，制定以减轻患者家属压力为目的的社工服务内容，并给家属提供指导帮助；如开展减压小组活动，进行个案探访，定期举办相关讲座、咨询，让家属了解有关精神疾病知识，成立家属联谊中心，帮助家属接纳和护理患者。

（三）精神障碍患者

一般而言，受能力资源所限，患者个体认为难以改变客观现状，较容易产生弱者意识和无助心理。[7]因此，社区精神康复应紧紧围绕他们的实际需求，从生理、心理、社会等方面开展具体的服务。社区的介入工作还是主要以照顾和管理为主，保证患者能够得到政府及时救助，协助医院做到患者病情的控制和康复工作。社会工作者的介入主要是从心理层面着手，这就需要专业技能非常强的队伍来开展，疏导患者的情绪，协助其重建自信、实现自我，重构其正常社会交际及支持网络。

结语

随着社会的不断进步和发展，精神障碍患者的治疗由单纯的药物治疗模式逐渐过渡到药物—心理—社区的综合治疗模式，这也为社会工作者协助、介入社区精神康复提供了可行性和发挥空间。社区精神康复需要在提高服务队伍专业素质的基础上，以精神障碍患者为中心，关注患者的周边环境系统，明确家庭、社区、社会在患者精神康复中所扮演的支持者角色，并且充分发挥好作为政府与家庭、医院与患者、社区与患者之间桥梁的重要作用。精神障碍患者的社区康复服务工作是能够为患者带来切实的康复利益的。

参考文献

［1］欧颖．社区精神康复对精神分裂症患者社会功能的影响［J］．实用医院临床，2015，1（61）．

［2］梁艺凌．日间机构中精神分裂症患者社会工作介入研究［D］．西安：西北农林科技大学，2014.

［3］何晓红，文艳．精神分裂症院外遵医行为的调查［J］．中华护理学，2005，2（8）．

［4］宋兰君，方文莉，张琼婷，等．社区精神疾病康复机构服务队伍现状分析［J］．甘肃中医学院学报，2012，29（3）．

［5］包焰华，袁国桢，赵幸福，等．个性化家属教育对社区康复精神分裂症里个别家属病耻感的影响［J］．中国健康心理学杂志，2014，22（06）．

［6］丁振明，俞宏彬，颜丽芳．社会工作小组介入精神康复的现状与未来发展方向［J］．辽宁工业大学学报（社会科学版），2011，13（4）．

［7］张春燕，胡国芹，易正辉．精神分裂症患者和家属社区综合康复需求的研究现状［J］．精神医学，2013，26（6）：468－470.

浅析精神障碍中的个案管理

朱云龙　　陈会全

针对精神障碍者的多元需求，个案管理被认为是一种有效的回应方式。本文首先讨论了精神障碍患者面临的经济、情绪、社区等困境，之后从个案管理的概念入手，讨论了个案管理与精神障碍的联系，列举了个案管理在精神障碍患者康复中的应用与个案管理模式在患者社区康复中所具有的优势，最后讨论了个案管理在患者康复中面临的问题，认为个案管理本身存有局限。

一、课题背景及研究意义

翟金国等指出，精神障碍大多都是慢性疾病，患病时间和治疗时间长，患者表现的症状比较特殊，治疗精神障碍难度比较大，对患者、护理者、患者的家庭和社会均能够造成一定程度的健康和经济负担。[1]由于患者康复护理的过程是长期的，因此精神障碍患者的护理者需要花费非常多的时间和精力去护理和照顾患者，这些负担严重地影响到了护理者的身心健康和个人生活等各个方面。根据秦殊、李玲的研究，护理者的不良心理状态会在护理的过程中对患者产生一定的影响，从而加重患者的压力与负担，直接影响到患者的康复与护理。[2]

而在提供专业服务时，由于精神障碍患者病情成因复杂、独立能力差、思维紊乱等一系列困难，使得单一的服务方法不能帮助案主解决多重问题，需要在整个照顾的过程中对患者进行多方面的资源整合，建立资源关系网，为案主协调其他服务资源，使不同的服务资源形成一个服务网络，相互配合、互相支持、协同服务，并在服务的过程中强化患者个人的能力，包括使用关系网的能力。

在社会工作专业服务中，个案管理模式具有资源整合性等特点。在精神健康领域，个案管理的主要管理者为精神科医师和护士或是以精神科医师和护士为主要领导的多个学科结合而成的团队，其康复护理的主要内容包括对患者的需求进行评估，个案管理者对医疗团队以及患者进行协调协助，团队能够针对患者的需求制订和进行康复护理计划，满足患者需求，个案管理者通过定期进行患者回访，确保康复护理达到预期的目标。童亚慧等认为，目前国内对精神障碍患者实施个案管理的研究已经有了相当一部分成果，这些研究表明对患者实施个案管理，使照顾患者的医生及相关的护士能够有效地跟踪并且掌握患者的康复护理进展情况及所取得的效果，提升了患者康复护理有关团队的合作程度和凝聚力，提高了工作效率，同时也提高了患者的生活以及康复质量，该模式获得医疗团队、患者以及患者家属的认可。[3]而且通过实施个案管理，社会工作者在患者治疗康复的过程中作为资源整合者、行政者的角色能够发挥更大的作用。

对精神障碍患者提供个案管理的服务模式能协调现有的资源以整合服务，建立一个关于精神障碍患者的照顾关系网，不仅对于患者的治疗和康复有帮助，对护理者的心理状态也有一定的帮助，因此也有利于患者对于自身信心、能力、关系网的建立或重建、巩固等。

二、个案管理与精神障碍

（一）精神障碍患者面临的困境

一是经济负担重。经济上的负担与包袱是精神障碍患者所面临困境的最主要部分，由于精神障碍患者具有康复护理的需求，而且因为患病后所造成的个人社会能力的下降，这些问题一般都需要对患者非常多的支持才能有效地解决。由于精神障碍疾病属于慢性的非传染性精神病，所以精神障碍对患者产生的负担主要是隐性因素造成的负担，与一些急性的具有传染性的疾病不同，所造成的经济花费不是那么明显与直接，不能够引起人们的重视，这种情况也是精神障碍康复护理所造成经济花费非常严重的原因之一。通过许多国家和地区等对精神疾病所造成的经济负担的研究结果，可以很明显地发现精神障碍患者面临经济困境的严重程度。从经济的角度可以得出结论，精神障碍疾病所造成的经济负担的严重性，对个人、家庭甚至对国家经济都会造成非常大的负面影响。

二是心理困境大。精神障碍患者所面临的心理上的困境包括疾病所造成的个人耻辱感和社会偏见。精神障碍患者因为自身的疾病可能会出现对自身缺乏自信心、失去希望等情况。而且因为社会上固有的看法和偏见，精神障碍患者也可能会受到不公平的待遇。因此大多数患者都有增强自我信心与减少社会偏见的需求。许多人对精神疾病的态度普遍都是非常消极的，精神障碍患者被认为是具有一定危险性的和行为具有未知性，社会偏见和歧视与患者耻辱感的形成之间密切相关，并且形成恶性循环，可能会使患者的病情加重。就算忽略疾病带来的损害，仅患者的耻辱感就足以导致患者发生被社会忽视和隔离、就业困难、对药物的过度使用和长时间被收留或流浪等情况，所有这些因素会导致对患者进行康复护理和患者重新被社会接纳变得困难。另外，由于精神障碍患者症状的特殊性，有些患者甚至会产生自杀的想法或行为，有些患者会出现幻视、幻听等疾病性行为，甚至会对其他人造成伤害，患者的家属也会出现害怕、忧心、恐慌等情感、心理上的问题。除此之外，社会上对精神障碍患者的偏见等，往往也会使家属产生自我轻视的心理问题，或者产生自杀的想法或行为，这些情况都是疾病可能造成的心理困境。

三是社交影响多。精神障碍患者作为个体具有社交的需求，但是又因为所面临的各种困境、负担，患者的社交需求很少能够得到满足。很多时候社会上不能给予患者足够的关心与照顾，甚至有些普通人会对患者抱有害怕、恐惧或者鄙视等态度，精神障碍的患者又缺乏足够的社会能力去主动建立社交关系，这就造成了精神障碍患者的社交需求越来越不能得到满足，对于患者的康复造成了很大的困难。

在精神障碍患者面临以上三种困境、负担的情况下，现在的精神障碍服务又主要以医院治疗为主，更偏向对患者的药物治疗。在药物治疗的疗程之外，也有一部分服务对患者进行心理辅导以及社会融入教育，但是这些服务远远不能够满足患者的需求，甚至会造成患者所面临的经济压力、心理困境与社交压力等包袱与压力更加严重，所以需要对现有的精神障碍服务进行改变。

（二）个案管理

1. 个案管理的基本概念与含义

根据许莉娅、童敏等人的观点，个案管理的概念直接译自英文 Case Management，在将社会工作本土化后，Case 指的是服务对象或服务对象的亲属组织，一般是指面临多样类型，比较严重的困境与困惑，需要解决各种困难的服务对象或服务对象的亲属组织。[4] Management 指管理活动，管理是指联合并指导使用资源的活动。相对来说，个案管理更加注重和追求对服务对象服务的效益，以对服务对象的服务效益最大化为考量。从另外一些角度，个案管理又是具有统筹性照顾护理的一种方法，是一种集优势评估、服务规划、照顾护理、统筹资源与情况监视等于一体，以服务对象或服务对象的亲属组织为中心，经由管理者调解与统筹各相关专业工作人员的观念，在服务对象与服务对象亲属组织能够接受的时间内提供符合其目标及解决困难的要求的集体性、持续性的照顾护理服务，重视服务对象及服务对象亲属组织的目标和服务结果以及效益，希望通过降低服务成本及提高服务效率以达到效益最大化与服务质量最优化的照顾护理系统。

根据以上基本概念以及对基本概念的分析，可以总结出作为社会工作专业方法的个案管理具有以下内涵：

（1）个案管理的工作者需要经过社会认可的社会工作资格认证考试，具有社会工作资格证，还应接受过专业的个案管理相关技术、技能职业培训。在个案管理的过程中，提供的服务应是协调服务对象与服务对象的医疗团队之间的沟通交流，根据协调结果与服务对象的目标制订对应的服务计划方案，并且保障服务对象在服务提供期间能够按时完成原计划的治疗与情况检测，在预计的服务时间内，达成患者希望达到的成效。在社会工作专业服务中，个案管理者除了要具备能够与服务对象形成专业关系、预估服务对象困境需求、拟订服务方案、获取所需资本、评价与估计成效等一系列工作过程的技术，还需要具备整合管理资源的能力，必要时还要为服务对象提供直接的辅导、咨询与治疗服务。

（2）个案管理的服务对象是面临各式各样的困境、多样问题并且具有各种需要的服务对象。单一的服务方法不能帮助服务对象解决多重的问题，需要个案管理者运用综合的方法整合服务资源才能满足服务对象多重的需要。

（3）个案管理的服务过程是一个持续性、复杂性的过程。持续性体现在个案管理过程，自始至终都贯穿关系、评估、计划与服务四条线索。复杂性意味着四条线索的工作呈现着交替重叠的现象。

除此之外，从服务预计取得的成效来看，个案管理服务是一系列在服务计划与资源网络中符合逻辑的相互沟通的步骤与过程，在具有足够效果和合乎节约成本的规划下，以确保服务对象能够接受到满足其需求的服务，个案管理强调的目标是通过优化服务资源的网络，统筹和监测照顾者的职责，以确保服务对象能够接受效益最优化的服务，从而达到成本控制的效果。

从上述概念以及理论上看，个案管理服务应当是一种针对特殊服务对象的服务，统筹资源和评估结果的模式，在某种程度上来说个案管理更强调了对服务对象进行护理、检测服务机构的职责、整合现有资源等工作的持续性。根据个案管理的定义和魏爱荣、罗俊明等在精神障碍患者康复护理中的应用研究，可以总结出个案管理过程中的几个步骤与方法。[5]

（1）进行个案管理。在进行个案管理之前，成立由精神科医师与护士、临床心理工作者、临床社会工作者、康复护理师等组成的康复护理小组，并且进行系统的培训，学习如何对服务对象进行评估，并且制订长期的计划。

（2）进行服务对象评估。对服务对象所具有的资源与优势进行比较系统的总结，并且在个案管理工作者的协助下，由服务对象定时进行更新。服务对象所具有的资源与优势包括目前家庭、社交以及社会支持等，还包括服务对象过去所取得的成绩以及对未来的展望。

（3）制订目标计划。服务对象在个案管理工作者的协助下，对自身的愿望以及目标志向制订计划。个案管理工作者根据目标和方案制定日程安排，并且在服务中更强调服务对象的自我决策、自我能力的审视、自我价值的实现。

2. 个案管理与精神健康领域的优势

个案管理在精神健康领域方面的应用更加强调个案工作人员与服务对象一起参与来确定服务对象所拥有的优势，并且根据服务对象所具有的优势制订详细的康复计划，相比较传统的精神障碍患者的康复护理，具有模式上的优势，具体如下：

（1）能够持续关注并且挖掘服务对象所具有的优势。精神障碍患者的康复护理是一个持续性、多方位的过程，在个案管理的模式下，服务对象不是被当作病人对待，更多的是关注服务对象个体的独立性与特殊性，利用服务对象自我导向，从而引导服务对象积极、主动、自信地去增强自身的功能。

（2）能够改变患者对待生活的态度。魏爱荣指出，个案管理模式下的患者康复护理是一个改变服务对象世界观、价值观、性格、人生目的、职业能力和自我定位的过程，会改变服务对象对生活的态度，而这些改变对服务对象的护理康复具有益处。[5]

（3）尊重服务对象的权利和人格。在个案管理的模式下，服务对象不像传统的精神康复护理一样，被认为是一个病态。个案管理工作者能够拥有更多的时间去了解被服务对象的内心，能够与服务对象交流沟通并且与他一起拟定服务方案与计划，相当程度上尊重服务对象的自主决策权。

三、个案管理模式在精神障碍服务的应用

（一）社区内精神障碍患者的个案管理模式

社区精神障碍患者的个案管理对象一般是面临各式各样困境、具有多种需要的服务对象，因此需要采取具有针对性的个案管理模式加以应对，

选择合适的个案管理模式可以更好地帮助服务对象在社区的情境中接受康复护理。根据谢美娥对个案管理模式在不同的视角下在社区中的应用研究，可以将为社区精神障碍患者提供的个案管理康复护理概括为以下几类。[6]

第一类，从现有成本的统筹与使用，以及控制支出来看，可分为"系统取向"和"成本效益取向"模式。"系统取向"模式注重于对服务资源的统筹管理。"成本效益取向"模式更加侧重于对服务对象服务的支出与预期效果的统筹管理。

第二类，从服务对象、个案管理者以及服务关系角度来看，可分为"服务对象取向"和"服务供给者取向"两种模式。"服务对象取向"模式经由服务提供者的有效介入、修正缺点、监督方案，增强服务对象的自决性，更加注重对非正式社交与资源网络的使用；"服务供给者取向"模式所具有的服务方案是模式的主导原因，即服务提供者根据服务计划进行服务，一定程度上提高服务量。

第三类，从团队协作进行照顾的角度来看，可分为个案整合模式、预算持有模式、自主的个案管理者模式和提供服务对象经费模式。这种提供服务的模式的主要操作方式是依据评估所得服务对象的需要，或者相关机构的抉择而产生的，强调面对特殊服务对象的具有针对性的服务。

（二）社区对精神障碍患者进行个案管理模式的意义

精神障碍患者的疾病具有患病时间和治疗时间长、经常性复发等特点，导致服务对象的自我价值与社会能力缺失，就业率比较低，获得残疾的概率增高，这些服务对象面临的困境是造成服务对象家庭贫困的重要原因。吴越、张恒等的研究结果显示，精神障碍患者在脱离医院治疗之后，在所在社区接受比较整体的个案管理服务是改良精神障碍患者的预期结果与症状、提高服务对象以及服务对象家庭生活条件的非常适宜的方法。[7]在社区，对精神障碍患者的个案管理服务是一种具有针对性的强调个性化的个案管理模式，通过在社区构建整体性的服务队伍（包括药物康复治疗队伍、心理辅导队伍、技能培训队伍、家庭功能恢复队伍等）为服务对象提供多样性、整体性的服务，既能够改良服务对象的临床表现，也能够提高服务对象的生活自理功能、处理人际关系功能、职业功能，改善服务对象及服务对象家庭的生活等。吴越、张恒等的研究也指出，在美国、英国、澳大利亚等西方国家，个案管理模式一般通过积极性社区干预的方式实现，而且积极性社区干预这种方式已被这些国家的社区服务队伍接受并且能够在实践中使用，并且已经证明了在某种意义上能够降低服务对象失业率、提高患者人际交往功能、减少患者疾病复发的概率。[7]

从其他方面，通过对服务对象的亲属组织和其余社交网成员的心理辅导、疾病教育等方式，训练了这些人对精神疾病表现的认知和应对患者发病的能力，同时也提高了这些人的心理素质水平与健康程度和应对突发事件的能力，服务对象与关系网中成员的关系相对缓和，从而服务对象能够得到一个比较安全、平稳的康复护理环境，促进了疾病的全面康复。在社区精神障碍患者进行个案管理服务相对于之前的精神障碍患者管理模式，更具有整体性、持续性、全面性。虽然在社区精神障碍患者进行个案管理在某种程度上相对于传统模式工作量较大，服务强度大，但从保持卫生与节约经济的角度思考，这种方式能明显地提高精神障碍患者的表现和生活水平，与传统精神障碍患者服务相比总体成本并不会增加，是一种效益高、消耗较少的社区康复护理模式。个案管理作为一种社会工作的专业性方式与结构，能够有效地增强对服务对象在社区中照顾护理的作用，这种服务主要是以服务对象所在社区为资源的持久性护理，需要的是一系列能提供各式各样内容的、具有连续性和个性化的服务方案，主要意义在于统筹社会相关资源进行服务，能够形成一个全面性的体系，对具有多重需求的服务对象提供针对性、连续性和整体性的康复护理，以提高对服务对象的服务水平，从而在不断完成对服务对象服务的既定计划目标的同时，提高服务对象独立、自理功能，并达到政府成本控制的目的。在对服务对象进行个案管理服务的过程中，社会工作者需要依据服务对象的健康水平以及心理情况，评估服务对象所面临的困境和解决问题的方案，然后统筹、规划现有的资源网络，计划对服务对象的服务方案和康复护理程度，以确保对服务对象在相对自由的情境下进行康复护理，帮助服务对象恢复独立自理的能力。社会工作者在这个服务方案中所需要起到的作用以及所需的能力，决定了社会工作者必须具有非常丰富的专业知识储备和不同专业的技能，比如说能够准确预计服务对象及其家庭面临的困境和解决困境的需要，能够熟悉所在社区对社区居民提供的多种服务及所在社区中的服务机构，能够熟练地运用交流沟通的方式和技巧等，个案管理者具备这些技能的主要目的是了解并且统筹社区现有的资源网络，使服务效益最大化。

（三）社区精神障碍患者个案管理建议

首先，个案管理作为一种社会工作的专业性方式与结构，在社区康复护理的整体性服务方案中，需要从提供持续性、预测性、恢复性的视角出发，对社区康复护理的各有关机构有关项目进行统筹、资源管理和服务配置的整合，一方面，为面临多重困境和具有复杂需求的服务对象提供合适的护理；另一方面，针对社区有关机构和有关项目资源有限的情况，合理利用社区现有资源网络，避免资源缺失浪费，从而实现增强服务水平和降低服务支出的目的。正如凯恩（Kane）所指出的，社会资源一直都是不够的，面临资源紧缺的服务对象群体，能够给予这些人最佳的福利，提供更好的服务，被视为社会正义很重要的一面。其次，在社区康复护理服务中，个案管理的重点应该放在为服务对象提供多种尊重服务对象自我决策权的服务计划，并且这种服务计划也必须具有辅助性，而不是具有替代性的服务，这也应该是社区康复护理的重要原则。

四、总结与反思

在当今生物—心理—社会医学模式下，精神健康问题日益加重，服务对象在院治疗时间缩短，这些情况要求针对服务对象的康复护理不能够仅局限于在院治疗期间，而且对于大多数服务对象出院后的疾病问题仍然明显。如何提高服务对象出院后的康复护理水平以及生活水平是目前康复治疗团队面临的严峻挑战。在目前医疗改革等复杂的情况下，我国现阶段的康复护理急需个案管理模式来应对医疗体制改变带来的挑战。

根据唐咏、魏慧兰对个案管理实践的分析、总结、思考，可以归纳出个案管理在我国应用面临的问题及建议。[8]

一是个案管理服务对象选择问题。并非所有的疾病患者都要进行个案服务，个案管理的对象一般针对如精神障碍等病程长、易复发、康复过程长、治疗过程烦琐等群体。在选择个案管理服务对象时，需要根据机构或者医院本身性质，以及可能带来的便利性和服务对象疾病特点选择个案管理对象。

二是社会资源的整体性、完善性有待提高，患者获取、利用资源较困难。对于服务对象来讲，当地政府和国家可能有相应的福利政策，社会中也有相当规模的福利机构、非营利组织以及慈善组织，但是很多时候服务对象本人、服务对象家庭成员甚至个案管理服务提供者以及个案管理团队人员都无法获得足够的相关信息，导致服务对象无法享受到这些优惠以及支持，有时候即使有相关政策信息，但面临复杂的申请条件以及程序也只能望而却步，增加服务对象及其家庭精神和经济压力。对于服务提供者来讲，个案管理本身就需要不同的专业之间相互配合、建立关系，如果提供服务的资源网络不够完善，提供者所能提供的服务将大打折扣。因此，对于不同的个案管理机构以及医院机构，应当建立较完善的管理机制，使得不同机构之间能够进行无障碍的信息交流，完善资源网，也能够对患者提供个体化的服务。

三是相关教育以及认知度偏低。在对服务对象的服务过程中，唐咏指出，服务对象以及服务对象家庭对于精神疾病等慢性疾病的认识，以及疾病能带来的后果认知度偏低，服务对象无法对病情进行较好的应对，而且很多情况下服务对象会因此出现心理问题，无疑会增加治疗难度。另外，在个案管理服务过程中，很多服务对象对个案管理服务以及医务社工等概念都是第一次听说，可能会理解为志愿服务和志愿者，造成不必要的误会，同时医疗机构等对于医务社工也很少有足够的重视以及支持，面临这样的情况，提供服务的队伍介入并不能达到预期效果。

参考文献

[1] 翟金国，赵靖平，陈敏，等．精神障碍的疾病负担［J］．中国医药指南，2012，10（21）：60-63.

[2] 秦殊，李玲．精神障碍患者主要照顾者的负担及社会支持的研究［J］．医药论坛，2014，35（3）：35-36+39.

[3] 童亚慧，乔建歌等．个案管理模式的国内外研究现状［J］．护理学，2014，29（13）：95-97.

[4] 许莉娅，童敏．个案工作［M］．北京：高等教育出版社，2013：2.

[5] 魏爱荣，罗俊明，魏芳艳．国外个案管理优势模式在精神病患者康复护理中的应用及对我国的启示［J］．护理管理，2011，11（12）：860-862.

[6] 谢美娥．老人长期照护的相关论题［M］．台湾：桂冠图书股份有限公司，2012.

[7] 吴越，张恒，樊莹莹，等．积极性社区干预治疗精神分裂症患者的成本-效果分析［J］．中国全科医学，2014，17（32）：3791-3795.

[8] 唐咏，魏慧兰．个案管理模式的兴起及其在医务社会工作中的启示［J］．社会工作（学术版），2011（6）.

多专业合作下的社区精神康复

——基于成都玉林社区服务经验

王　颖　陈会全

本文以成都市玉林社区康复站精神分裂症患者的社区康复服务为例，尝试呈现以全人康复为目标，致力于结束住院治疗的精神病康复患者的社区康复服务。本文强调应以整体视角看待精神分裂症患者在社区康复中的多层次需要，并呈现多专业合作、多学科合作的服务内容和服务策略。文章指出各个专业以包容合作而不隶属的关系共同关注康复者的认知、情感、行为、技能的恢复和发展，同时积极发挥社区的作用，运用社会资源进行社区教育，力求营造一个接纳、包容的社区氛围。

一、社区精神康复多专业合作的背景

由于过去受到苏联精神病学的影响，我国精神疾病防治康复工作主要采用药物生理模式[1]。即使医院希望在社区开展精神疾病的防治及康复工作，也因为经济的压力和现行体制的限制，无法深入社区。与此同时，我国的社区居民委员会由于受到政府的影响，在社区的精神疾病防治康复工作中习惯采用行政命令的方式。[2-3]他们对专业的社区精神疾病防治及康复工作缺乏了解，也缺乏相关的训练。笔者以为，面对康复者在药物管理、心理康复等方面的多元化需要，应有不同的专业团体进入社区，相互配合共同推动社区精神疾病防治康复工作。

我国社区精神分裂症防治康复工作主要集中在精神分裂症患者的药物生理治疗和管理以及精神卫生健康的教育宣传等方面[4]，与精神分裂症患者的实际需要存在巨大的差距，康复患者在回归社区生活时存在很多困难，主要包括：康复患者缺乏病症管理技能、日常生活技能退化、人际交往存在压力、缺乏娱乐活动及家庭的照顾。

康复患者的多元化需要，使得在社区康复中无论是精神科医师、心理咨询师还是社工都无法独立提供全面服务。因此，笔者认为，为了更好地满足精神康复患者的多元化需求，应以多专业合作为服务理念，探索建立一个包括精神科医师、心理咨询师、社工在内的多专业团队，满足精神康复患者的不同需求，以求达到最好的服务效果。成都玉林社区康复站于2012 年 2 月正式开展服务。康复站有 7 名精神科医师和护士、4 名社工、2名心理咨询师、1 名社工专业督导及多名精神康复督导。服务对象为总病程少于 5 年的 56 名结束住院治疗、处于门诊恢复期的精神康复患者。社区康复站旨在识别复发的个案以提供适时的治疗服务，有效协助处理患者面对危机时引发的不稳定精神状况，并为患者及其家人以及社区人士提供更适切及安全的治疗和生活环境。

康复站构建了一个完善的多专业的精神康复团队运作模式，包括精神科医师、精神科护士、社会工作者、心理医师。团队同时还包括义工和慈善人士、其他相关科室人员以及患者的家属和亲友。团队根据实际情况实施服务方案，如兴趣小组、药物管理小组、压力管理小组、社交技巧小组等小组服务，同时开展社区活动和个案管理。玉林社区康复站精神病康复服务把工作的场域和重点转向精神病人日常生活的社区，为社会工作的发展提供了非常巨大的空间。

二、多专业合作的概念及原则

（一）专业合作的概念

Spearman 介绍了不同专业间合作的三种类型。[5]

多种专业（multidisciplinary），多种专业的人士对同一个问题进行研究，试图在各自领域的框架内对问题进行理解，而并不强调各个领域间的合作。如智囊团，其目标是解决一个迫切的问题，而非拓展学科视野。

跨专业（interdisciplinary），指在社会服务环节中，来自不同专业的工作人员共同协作、调适各自的服务途径，以取得对问题更准确的介入，更好更全面地提供服务，但仍保持一定的专业界限，如服务会诊等。

贯穿专业（transdisciplinary），通过打破学科传统规范的樊篱以取得更有启发性的成果，是最高层次的跨专业跨学科合作，即你中有我，我中有你。

玉林社区的精神康复服务是基于多专业合作的一次实践。各个专业之间并没有深入探讨合作新体系，更多的是发挥自身专业的最大效用。精神心理学主要从精神分裂症的原因、表现、紧急处理三方面进行教育。精神分裂症患者的病症主要表现为三个方面：大脑功能紊乱、情感淡漠、认知上记忆力下降。临床心理学主要就精神分裂症患者的常见心理问题成因作解释，对常用的精神分裂症患者的心理疏导方法的介绍。在操作层面，临床心理学更关注精神分裂症患者的压力管理能力。心理学主要关注康复者心理压力的疏导以及人际交往压力的常用应对方法。在人际交往中康复者最主要的是社交恐惧。社会工作重点介绍专业价值和工作手法。社会工作与精神医学、临床心理学这样"权威性"专业最大的不同在于社会工作更强调"自助"，相信人是有潜能通过自己的努力改变不理想状况的，通过对康复者的赋权、增能，实现社区康复。增权包括个人方面增权和社区方面增权。个人方面的增权是帮助精神病人积极管理自己的病症，安排自己的治疗和发展计划，培养积极的自我感觉。[6]社区方面的增权比较关注社会支持网络的建设、职业培训计划的参与、生活权利的争取等，改变精神病人原有的被动接受治疗的角色，帮助精神病人积极参与社区的日常生活，成为自己生活的积极管理者。

（二）多专业合作的原则

1. 专业之间应包容开放

包容开放原则是指合作专业之间在合作中包容其他专业的原则和工作方法。面对多元性的需要，有必要加入新的专业来共同完成康复目标。专业要具有开放性和接纳性，避免本专业的不足和限制，更好地回应服务对象需要。专业的开放或是接纳往往体现在掌握它的工作员本身的开放和接纳程度。在合作中各专业不同的专业背景、服务理念、专业特性可能会造成很多的分歧和冲突。包容合作关系使专业之间能够理性、科学地化解分歧和冲突。同时，分歧并不意味着力量的内耗，只有不可调和的分歧才是内耗或是阻碍，面对分歧需要分清楚而不是盲目地否定分歧的存在。一些分歧的产生只要能够分清楚并把握好就会变成好计划、好设想的助推剂。

康复站聘请专业督导加强对一线员工的督导，增强专业之间的了解，是有效地化解矛盾的关键。为了深化精神医学、临床心理学、社会工作三个专业的合作深度，减少各专业在合作中的摩擦，发挥出各专业在合作中的优势，增加工作人员对彼此专业的认同，社区康复站在正式开始服务之前提供了两个月不同专业的教育，目的在于充分了解各专业在此次康复实践中会用到的理念、工作模式、工作手法以及预期的工作目标。在此次不同专业教育中，对于社会工作专业与其他专业之间的不同进行了重点交流与教育。因为社会工作专业在国内精神康复中还处于边缘地带，缺乏服务的经验，而康复者和其他专业对社会工作专业也缺乏认同，此次教育交流提供了社会工作与其他"强势专业"对话与交流的机会。

2. 专业之间应有合作平台

随着单纯的医学（药物）治疗模式转为医学（药物）—心理—社会模式，精神康复患者不仅需要药物治疗，更需要人文关怀，以提高其痊愈的信心，并进行社会角色重塑。患者家属需要情绪引导和行为指导，以提高其治疗配合程度。相关的医护人员则需要宣泄自我压力，以便更好地提供医疗护理服务。面对精神康复患者、照顾者、康复活动提供者等不同群体的多元化需要，笔者以为，需要依靠一个脱离单纯的院舍治疗环境的工作平台，多专业合作为患者创造相对开放、多元的康复环境，以最大限度上模拟日常生活，为此玉林社区精神康复站建立了多个专业合作的工作平台，利用社区资源，为康复者提供康复服务。

三、多专业合作的策略

专业	主要分工	回应康复目标
精神医学	药物管理 病历建立 康复知识普及 发掘潜在康复对象 个案工作	加强康复者对药物的管理； 收集康复者康复资料； 加强康复者家庭对康复知识的了解； 深入了解康复患者的生活群体，寻找更多的康复者参与康复项目； 对康复者进行每周一次的专业医学评估
心理学	康复者心理压力疏导 照顾者压力疏导	康复者正确认识人际交往、生活压力训练正确的排解方法； 缓解照顾者的压力
社会工作	建立关系 小组工作 大型活动	与康复者、照顾者建立关系，以更好提供服务； 回应康复者对娱乐兴趣的培养，创造一个轻松愉快的康复氛围； 通过大型社区活动进行社区教育

（一）多专业共同参与活动设计

为了发挥各个专业在精神分裂症患者社区康复中的作用，康复站的精神医学、心理学、社会工作三个专业从自身的优势出发设计了一系列满足康复者需要的服务活动。各个专业立足于各自关注的康复方向进行明确分工：精神医学关注康复者在药物管理、病理管理的能力提升。心理学关注康复者人际交往和自我解压能力的提升。社会工作关注康复者社会功能恢复和倡导支持性社区环境的建立，并在活动中培养他们的兴趣爱好，丰富其日常生活。同时通过大型社区活动，实现社区倡导、社区教育，改变社区成员对精神分裂症患者的负面看法，为他们在社区康复中提供轻松、和谐、包容的支持环境。

1. 医疗康复—药物管理课程

目前，国际上对精神分裂症发病的原因尚未完全阐明，治疗上只对症不对因，因而长期坚持用药仍是康复期防止复发的主要措施。而绝大多数患者及家属对病情和药物的认识仅仅局限于表层，对于病情产生的原因、表现，药物的作用（包括副作用）和影响以及如何正确看待这个病等方面都有局限性。

由于长期服药带来的经济压力、身体发胖、心理抗拒等原因，处在康复期的患者常常出现私自停药，导致病情复发。为了使患者及其家属对药物以及精神分裂症这个疾病的重要性有更科学全面的认识，康复站开设了药物管理的课程，康复课程内容为：（1）认识药物管理的重要性；（2）介绍康复者常吃的 7 类药物，如氯丙嗪适用于有精神运动性兴奋和幻觉妄想状态的各种急性精神分裂症病人，治疗剂量逐日 300～400mg，因镇静作用较强，宜缓慢递增剂量并可分为逐日 2～3 次服用，药物的药理反应，以及康复者应对的方式；（3）介绍患者常见的患病症状，帮助康复者自我尽早识别常见的病症复发。药物管理课程每周二和周六开课，每次课 1 个小时，6 节课为一个周期，由精神科医生和护士负责讲授。

2. 心理康复课程

（1）社交技巧训练课程。

精神分裂症患者由于长期患病，使得与社会隔离，人际关系紧张，害怕与陌生人交往，患者的社会交往能力退化。同时由于病理原因，康复患者多疑，并伴有"被迫害"妄想，这就使得他们不愿意与人交往，缺乏社会交往的主动性。社交技巧训练课程根据前期对康复患者的评估设计了 6 个小组形式的课程，主题包括"我介绍""约别人去玩""冲突/分歧处理""打电话问资料""应聘/求职""总结"六部分。社交技巧课程目标在于回应康复者在人际交往中的需要，发挥作为"社会人"的基本需要，以增强他们独立应对生活的能力。

课程有固定的流程，包括复习、作业分享，引起动机，主题活动—示范，组员练习—角色扮演，提问及反馈和布置作业。以小组中的角色扮演为主要形式，通过指导、示范、演习、反馈为学习的周期，强化康复患者正确的行为方式。同时，心理老师也给组员布置作业，让组员在真实生活环境中进行练习，并形成完成记录单。通过社交训练，教会患者交谈技巧，包括交谈时的目光对视、体态、姿势、动作、面部表情、语调变化、声音的大小、语速的快慢等非语言行为，模拟现实生活中的设计场景，提供社交的主题，康复者能在小组中得到训练，以提升社会交往能力。

（2）压力管理课程。

精神分裂症康复患者不仅要面对因长期患病产生的生理、心理压力，还要面对周围环境带来的压力，如社会大众的歧视等。康复站开设压力管理课程，每周一节，每节 1.5 小时，6 节课程为一个周期。课程的内容主要有让患者知道压力是什么、产生的原因、如何处理压力，在实际训练中我们常用到的方法为呼吸方式训练和肌肉放松训练。

3. 社会工作康复课程

（1）兴趣小组课程。

兴趣小组为精神分裂症康复者提供一系列娱乐活动，他们作为组员在娱乐活动中放松心情、进行人际交往、结交朋友。兴趣小组为压力管理、社交技巧训练提供了一个实践锻炼的场所。在小组环境中，康复者有意识地运用所学到的相关课程在兴趣小组开放、轻松、充满乐趣的气氛中训练和发展自身的能力。第一阶段的兴趣小组课程借鉴"音乐疗法"的相关理论和服务模式，开设了以"我心里的一首歌"为主题的音乐小组，小组采用轻音乐与励志歌曲为素材主体。轻音乐用于康复者面对小组压力时舒缓紧张情绪。实践中笔者发现在小组初期，组员面对小组分享的时候适当的轻音乐能缓解紧张气氛，组员在音乐的诱导下能放下顾忌，缓解组员因害怕发言而造成的压力。励志歌曲用于每次小组开组之前以鼓励组员本周的努力，使他们对自己的康复、对未来能有所期待。实现自我激励的同时，也能调动康复者的参与情绪。旋律简单、易学、内容积极向上的歌曲得到组员的喜爱。通过 8 节小组活动，组员的自我评价变得积极，很多在小组中退缩的组员也能放下戒备积极参与。

（2）大型社区活动。

社区活动是社区倡导的一部分。社区活动对于康复患者而言能有效地锻炼他们的组织、交流、合作能力，检验他们在康复课程中所学到的康复技巧；社区活动对于社区居民而言能有效地改善他们对精神患者的认识，加深他们与康复者的情感交流，增加他们的融入感。在康复站的服务中，在评估了康复者的康复情况后一共开展了两次大型社区活动：一是"感恩有你·音乐之旅"，活动目标在于回应缓解康复者与家庭成员之间的紧张关系。家庭照顾者在患者康复中有很多压力，由于患者病理表现给照顾者带来心理压力和经济压力，两者之间感情疏远淡漠。其次，由于康复者在社区中生活、进行康复训练，会与社区其他成员交流生活，为了增加社区其他成员对康复者的认识，进行社区教育，倡导社区成员对康复者保持正确的认识，接纳、包容康复者，创造一个友善、舒适的社区康复环境。二是"一起去旅行"，活动目标在于回应组员在活动中克服自身的社交障碍，在现实的旅行场景中锻炼自身的能力。旅行的路线是组员们自己定的，所有的计划都是他们自己安排的，充分体现了他们之间的合作和赋权。

（二）个案会议

为了有效跟进康复个案，康复站每月定时开展个案会议。会上精神科医生、心理咨询师、社工、个案管理员就自己工作中观察到的个案康复情况、工作过程中遇到的跟进困难进行分享，旨在通过各个专业的视角理解个案的情况以及时设计、调整工作方案。另外，通过个案会议，顾问和督导老师会对工作员提供专业性的工作支持，保证服务的质量和效果。利用个案会议，精神科医生、心理咨询师、社工能就某一个案的特殊情况进行"会诊"，了解个案在各个课程中的表现，提出在各自专业领域中解决的策略，保持对个案服务的一致性，使个案在整个项目中得到足够的康复服务。如个案管理员分享某个案袁某不配合康复活动，不能积极地参与到压力管理课程中，情感较为冷漠，具有明显的交流障碍。药物管理老师和社工观察，在药物管理小组、兴趣小组中她积极地参加活动，与人互动。通过个案会议分析，最终明确袁某的动机：担心个案管理员了解到她的家庭生活，而故意与个案管理员保持距离。在后来的课程和活动中，药物管理员、社工、心理咨询师都积极地引导组员面对她的家庭生活，通过与她父母的交流，改善家庭关系，最终帮助康复者建立信心。

（三）康复家访

社工和康复治疗师进行联合家访的过程中，感受到康复者与照顾者之间的压力。在工作分析中工作员感到康复者大都患病 5 年以上，照顾者投入了大量的金钱、精力和情感，而康复效果确实很不明显，病情不能在短时间里得到控制，甚至有时候会复发，对于照顾者来说似乎看不到康复的希望，是一份负担。由于现行社会福利机制的不健全，照顾者非常担心康复者将来的生活。同时，由于长期患病，照顾者为了保护康复者，减少了与社会关系群体的互动，使得他们本身也缺乏群体情感的支撑，因此也需要进行重新整合。

四、多专业合作的服务优势和不足

（一）多专业合作的优势

多专业合作为各专业在活动中发挥各自优势提供契机，帮助实现更好的服务效果。在小组课程、社区活动、个案家访中，各专业对可能会出现的需求设定预见性服务方案，以开展社区活动为例，精神科医生对康复患者的病情状况、病理反映情况作介绍和说明，为心理咨询师、社工提供服务前测，并在保护服务对象的前提下设计课程内容。社工需要考虑参与性、游戏的趣味性和娱乐性是吸引参与性的关键元素。但是在设计过程中还需要考虑参与活动的服务对象的身体状况和康复需要，因为所有的课程内容都必须回应到患者的康复需求。因此，社工、心理咨询师所选用的课程内容都只为精神科医生的课程内容搭建操作训练的平台。同时，精神科医生将为社工、心理咨询师的课程内容设计把好安全关，避免在课程中出现对康复者的强烈刺激，诱发精神分裂症的复发。社工和心理咨询师在开展课程中都安排精神科护士参与，目的在于及早识别课程中服务对象的异常表现，做好紧急处理。这样的合作让课程的内容设计和开展都能保证应有的服务质量，确保服务对象所接受到的服务是具有专业性、安全性的服务。

多专业合作能让不同的专业在实务合作进程中各自完成专业上的提升。在合作中，社工通过对精神科医生、心理咨询师工作的认识和了解，有机会明白康复治疗专业的特色，从中学习到一些简易的康复治疗知识，有利于社会工作者理解康复治疗专业，同时也更加有利于帮助康复的服务对象。而康复治疗师在其中也认识和了解到社会工作专业的性质和特色，学习社会工作的相关理念，据此理论和方式去理解服务对象的情况，更有利于在康复训练指导中提高服务康复对象的效果。

（二）多专业合作中的差异性

多专业的合作必然存在差异，每个专业都有各自的理念、专业价值和限制，在这样的专业关注和专业限制之下有属于各专业自身的工作手法，因此分歧是不可避免的。实现多专业合作是为了运用各专业的优势更好地提供服务，合作是为了实现 1 + 1 > 2 的诉求。在实践中由于专业的发展特点，很多发展成熟的专业会在合作中形成"强势"，专业相关工作人员充当"权威者"、服务"领导者"，工作人员为了避免专业之间的冲突、内耗极易采取妥协的消极态度。但妥协这样消极的处理办法未必适合服务对象的需要。妥协只能暂时掩盖分歧，在课程设计和实务中会严重影响服务的效果。如此一来，合作就失去了原来的意义。对于社会工作强调"自助"的专业价值，和临床医学专业价值在根本上是充满分歧的。社会工作者坚持服务对象有潜力实现自我康复，而精神医学更强调药物对康复者康复的主导作用。如何才能既维护好本专业的专业权威，又要其他专业的工作人员认同服务理念，心悦诚服地开展有质量的服务，在整个康复项目中一直都是所有工作人共同探索的课题：一是明确解决所有问题的前提条件是有利于服务对象的方式方法。服务对象的服务是一切分歧的平衡点，为服务对象服务是多专业合作的初衷也是目标，这样的前提条件更容易被接受，也更有利于服务对象。二是开展不同专业的专业教育，增加各专业之间的了解，促进专业知识之间的渗透，为接纳彼此创造条件。三是形成化解分歧的专业机制。在玉林社区的康复项目中专业的督导能及时帮助各个专业澄清专业之间的差异性，化解矛盾，提供技术支持。所有的工作人员都以开放、包容的态度面对差异性，这也是分歧得以顺利解决的必要条件。

五、服务反思

通过本次精神分裂症患者社区精神康复实践，以实际经验考察了社会工作在精神康复中的角色、作用和不足。社会工作者要走出"三明治夹层"。社会工作者在社区精神康复中处于尴尬的地位：一是医疗系统对社会工作者职业地位的接纳程度普遍较低。四川尚未出现精神病院专门招聘社会工作者开展工作的先例，社会工作者在医疗机构中的职业地位偏低，社会工作者自身能力有限，缺乏职业威望，其建议或意见难以引起医院行政领导的重视，推行计划障碍重重。二是社会工作是一种新兴职业，社会认识与认可度低。社工的职业化推广还处于开始阶段，社会大环境对社工的专业能力持怀疑态度。尤其是在精神病领域，一颗药物"立竿见影"的疗效远远超过社工们长期的个案或小组工作。一般认为，社工无法提供实质性的帮助，导致社会工作在医院、患者之间处于"三明治夹层"的尴尬地位。本次的多专业实践使社会工作在社区精神康复中得到有效的运用，受到其他学科的理解和合作，得到康复患者的认同等，都是社会工作在社区精神康复中的进步。当然现阶段的社会工作在社区精神康复中发挥的作用也是有限的，需要不断地和其他传统优势专业合作，传播社会工作的理念和手法，扩大康复患者对社会工作的理解，同时社会工作专业本身还需要不断地提升自身在社区精神康复方面的技能和理论发展。

结语

本次的多专业合作实践为社会工作在社区精神康复中积累了经验，而这恰恰是康复对象需要的，社工的家庭系统工作模式，可以应用在康复工作小组中，从全方位开展康复人士的工作。社工的个案会议制度，虽然类似医疗机构的病例讨论，但是提供的思路却与多专业合作的个案有较大的差别，为治疗师和社工的工作都提供了新的看点与突破口，更利于彼此工作的开展，社会工作中多种专业的实务手法对于康复工作的开展可以有更大的提升。

参考文献

［1］Phillips M R，Pearson V. Editor Introduction to rehabilitation intervention in urban communitiesnities. British Journal of Psychiatry，1994，165，（Suppl. 24）.

［2］Wang S B. Indigenize ion of Chinese social Work. A speech delivered in Lecture by Distinguished Scholars in the Peoples Republic of China，Hong Kong：T he Hong Kong Poly technic University，1997.

［3］Wang S B. Work report of the China Association of Social Work Education. China Social Work：Special Issue on the Development of Social Work Education in China，1998.

［4］童敏 . 社会工作的机遇与挑战：精神病人社区康复过程中的社会服务 ［J］. 北京科技大学学报（社会科学版），2006（3）.

［5］Spearman L . A development a approach to social work practice in mental health：Building on strengths. In Tulsa Heinemann and Anna Metteri（Ed），Social work in mental health：issues，developments，and Actions. Toronto：Canadian Scholars Press Inc.，2005.

［6］Cook J A，Pickett S A，Razzno L，et al. Rehabilitation services for persons with schizopods hernia. Psychiatric Annals，1996（26）：97 – 104.

社区康复机构与社区卫生中心
在精神康复中的合作思考

陈会全　肖　爽

精神健康领域需要完善医疗康复和社区康复相衔接的服务机制，建立健全精神障碍社区康复服务体系，强调社区卫生服务中心要与社区康复机构协作。本文认为个案管理这种共同服务手法使得双方在精神康复领域有深度合作空间，指出可以依托个案协调平台，通过联合家访、工作设计、相互转介、社区教育、科学研究等实现精神障碍者的社区康复服务及发展。

前言

有精神健康问题者的康复目前仍以生物医学模式下的住院医疗为主，社区层面的精神康复因为理念滞后、人才不足、经费扶持有限等，更多集中在医疗管控。随着新时期社会治理要求的提高，过去的工作模式迫切需要调整。面对精神障碍者的复杂需要，应建立医疗康复和社区康复相衔接的服务机制，通过个案管理和个案协调的方式帮助精神障碍者回归社会。

一、政策引导，鼓励合作

2015 年 6 月 4 日，国务院办公厅转发了国家卫生计生委、中央综治办、国家发展改革委、民政部等 10 部门制定的《全国精神卫生工作规划（2015—2020 年）》（简称《规划》）。《规划》指出，到 2020 年要积极营造理解、接纳、关爱精神障碍者的社会氛围，提高全社会对精神卫生重要性的认识，促进公共心理健康，推动社会和谐发展。《规划》明确要求到

2020 年 70% 以上的县区设有精神障碍社区康复机构或通过政府购买服务等方式委托社会组织开展康复工作，探索建立精神卫生专业机构、社区康复机构及社会组织、家庭相互支持的精神障碍社区康复服务体系。《规划》要求积极推行"病重治疗在医院，康复管理在社区"的服务模式，建立完善医疗康复和社区康复相衔接的服务机制，开展精神障碍社区康复机构示范性项目建设，促进精神障碍者回归社会。

2016 年 12 月 30 日，国家卫计委、中宣部等 22 部门以国卫疾控发〔2016〕77 号联合印发《关于加强心理健康服务的指导意见》，《意见》明确指出重视特殊人群心理健康服务，消除对精神障碍者等特殊人群的歧视，帮助他们融入社会，并加强严重精神障碍者服务，动员社区组织、患者家属参与居家患者管理服务，建立健全精神障碍社区康复服务体系，做好医疗康复和社区康复的有效衔接。

党的十九大报告中明确提出"健康中国"战略，2017 年 10 月 26 日民政部即会同财政部、卫计委、中残联联合发布了《关于加快精神障碍社区康复服务发展的意见》（民发〔2017〕167 号），《意见》明确指出社区卫生服务机构应发挥技术优势，支持精神障碍社区康复服务。要培养一批民办精神障碍社区康复机构，强调社区卫生服务中心要与社区康复机构协作，逐步建立精神障碍社区康复服务的个案管理制度。

上述文件明确指出了在精神健康领域对社区卫生服务中心和社区康复机构的工作要求，强调通过如信息共享、个案管理、相互转介实现彼此的合作，促进精神健康的社区康复工作，最终提升精神康复者及其照管者的社会功能。

二、策略一致，方法共选

林雪平等指出，个案管理服务有利于稳定社区重性精神疾病患者的病情，减少肇事肇祸发生率和复发住院率，提高就业率，提高家属的满意度及社会效益。[1] 在总结前人研究的基础上，张伟波等认为，目前已有多种成熟的个案管理模式在社区精神分裂症患者中得以实施并取得了良好的效果。他指出，近年来，我国政府也开始重视个案管理在社区精神卫生服务中的应用，并在各地试点实施，意在建立适合中国国情的个案管理模式。[2]

有精神健康问题者的多元需求和社区服务资源的分散性特征，使得个案管理成为基层社区卫生中心和社区康复机构的共同选择。因此，双方都将个案管理作为有效解决回应需求的方法，即通过链接服务资源回应其需求，同时跟进、监督及评估服务的提供。周强等指出，基层社区卫生中心的个案管理由社区全科医生或护士具体跟进实施，通过家庭探访或电话随访进行，能够及时了解有精神健康问题者的服药情况和心理健康状况，并提供相应的医疗及其他跟进。[3]

而社区康复机构强调要与医疗机构及其他社会组织合作，在常规资源链接、服务协调的基础上，如社区中缺乏回应服务对象需求的资源。黄永梅等认为，个案管理者会通过开展家访、资源链接、服务转介、服务搭建、社区教育等行动，尝试动员社区资源，建立或完善针对服务对象的服务体系。[4]此外，倡导社区关注并提升自身的包容性和支持性，最终提升有精神健康问题者及家庭成员的社会功能，减轻社会照护负担和消减不稳定因素也是社工重点关注的方向。

三、各有挑战，彼此需要

由于社区全科医生医疗任务繁重且人手有限，难以在精神障碍领域投放太多精力，影响其他患者的医疗服务提供，因此，社区卫生中心的个案管理有时也会显得"有心无力，难以为继"，在服务的具体提供上以了解为主、跟进为辅、支持不足，且关注重点集中在有精神健康问题者本人的药物管理，缺乏对社区长期有精神健康问题者和家庭成员的社会关系和心理健康关注，加上社区居民对有精神健康问题者的不理解和排斥，最终影响个案管理的效果。

社区康复机构面对社区中有精神健康问题者常常有以下挑战：不能回应其本人及照管者医疗层面的需求、社区教育中难以提供医疗知识培训、医疗志愿者缺少，等等。社区康复机构更多注重从服务对象心理和社会层面回应其需求，从全人康复来看，显然不够。因此，作为基层医疗体系重要一环的社区卫生服务中心和服务落地在社区的康复机构，在精神健康领域组建跨专业工作团队开展工作十分必要。蒋怡华等指出，组建精神卫生专业服务团队，通过综合康复指导能够有效提高患者的依从性，减轻患者精神症状，提高社会生活能力，帮助患者早日回归社会。[5]

四、相互协作，携手创新

基于共同的方法和潜在的合作空间，选择有精神健康问题者的社区康复服务项目，可以通过个案管理的方法及个案协调会的平台，实现工作的针对性、扎实性、有效性和可推广性。

联合家访：双方约定探访时间，共同入户开展家庭探访。其中社区卫生服务中心从生理角度，包括对精神障碍患者本身药物监控，疾病突发及疑似精神疾病者的应急干预以及有限次数的免费心理咨询服务，对精神患者家庭成员的常见病能够给予体检和咨询治疗的专业医疗服务。社会工作者则从心理及社会关系角度了解家庭需求，基于家庭探访对精神障碍患者及其家庭的现状了解，对家庭及个人表达出来的需求，提供咨询或链接资源，为患者及家属提供关怀和关照，长期陪伴，提供精神支持，协助家庭搭建（重建）社会支持系统。

工作设计：社会工作者运用专业方法为精神障碍患者提供服务时，根据服务对象的需求会开展不同类型的个案、小组及活动，在工作开展过程中，可以邀请社区卫生服务中心根据服务对象的身体及精神状况提出指导建议，有必要时，还可以对社会工作者进行相关培训指导和亲自参与，为精神障碍患者提供更全面的服务。

相互转介：患者经治疗出院后，由社区卫生服务中心负责社区照顾，主要关注患者疾病稳定、药物管理等情况，对于发现患者及其照管者在个人情绪、家庭关系、社会参与、资源需求等方面存在问题时，可以转介给社区康复机构来介入提供服务；同时，社区康复机构在具体提供服务时，若发现患者及其照管者有身体疾病问题，可以及时转介社区卫生服务中心。

社区教育：结合特殊活动日，如精神健康日、助残日等，开展精神健康知识宣传或培训，使普通社区居民了解精神健康知识，重视精神健康问题，减少对有精神健康问题者及其照管者的歧视。社区教育的开展可以同时完成社区康复机构和社区卫生服务中心的工作。

科学研究：通过以上的合作，可尝试总结实践经验，找到社区康复机构与社区卫生服务中心工作长期合作的可能性，并在此基础上提炼出有精神健康问题者及其照管者的精神健康社会工作服务模式。

结语

尽管政策明确提出要建立完善医疗康复和社区康复相衔接的服务机制，社区卫生中心与社区康复机构在个案管理方面也有着天然合作可能，但想要顺利地实现合作也非易事，由医护人员和社会工作者组成的跨专业团队在工作沟通、团队协力及明确团队核心等方面需要大量的磨合，这需要双方在彼此尊重的前提下围绕精神障碍者的需求开展坦诚的合作。

参考文献

［1］林雪平，刘锐，黎彩萍，等．个案管理服务对社区重性精神疾病的效果［J］．四川精神卫生，2017（2）．

［2］张伟波，朱益，陆怡，等．国内社区精神分裂症个案管理模式应用与研究现状［J］．神经疾病与精神卫生，2016，16（2）：202－205．

［3］周强，林振东，程椅娜．个案管理对社区严重精神障碍患者社会功能及就业率的影响［J］．神经疾病与精神卫生，2018（2）：89－93．

［4］黄永梅，梁润娣，柯咏坚，等．社会工作介入重性精神病个案管理的效果研究［J］．中国全科医学，2016，19（16）：1876－1878．

［5］蒋怡华，季建林，范建红，等．社区精神分裂症患者团队式个案管理服务模式探索［J］．中国预防医学，2016（5）：388－390．

后　记

在香港理工大学应用社会科学系沈文伟老师的带领下，从 2009 年起，我开始关注并实践灾害情境下的社会工作。我们的服务对象主要包括在"5·12"大地震中致残的人们和他们的家人，在实践中我看到他们身上的力量和彼此间的支持，也看到他们长期性和持续性的需要。在香港理工大学欧羡雪老师的鼓励下，我和我的学生们一起走上了康复社会工作道路，希望能够发展和推动四川本土实践情境中的康复社会工作实践。于是，2010 年起，我安排学生到德阳残联·香港红十字会康复及假肢中心社会康复部实习。那是一个一站式跨专业的实践场景，我和同学们在那里认识了PT、OT、心理、假肢专业的朋友，其中一些人到今天仍在康复领域有合作。2012 年，经香港理工大学老师的介绍，我和同学们参与了华西心理卫生中心精神障碍社区康复服务项目。这是一个跨专业多学科的项目，第一次把社会工作专业纳入服务团队当中。那是我第一次真正接触精神障碍者及其照护者，其中印象最深刻的一个画面是一位 80 多岁满头白发的老人家给我说："我不能老，我老了孩子就没有人照顾了。"当时我就想，如果有可能，我一定发展成都的精神健康社会工作。2013 年，在罗伦主任、张涛社工的支持下，我和同学们进入成都市第二人民医院康复医学科实习。这同样是跨专业多学科的实践场景，从此我们开始了医疗场景下的社会工作实践和教学。今天，我们和成都市第二人民医院康复医学科的合作已经从本科生实习发展到研究生实习和联合培养，并在科研方面的合作也在逐渐加强。2016 年，在周晨燕医生、成都市仁怀社会工作服务中心冉启浩主任的支持下，我们进入四川省人民医院儿童肿瘤病区为白血病儿童及其照护者提供社会工作服务。

从 2015 年起我支持成都市利川社会工作服务中心发展将该领域作为机构的主要发展方向，到今天，利川社会工作服务中心的精神障碍社区康复已经拓展至成都市大部分区市县。在这个过程中，香港理工大学梁诗明博士、厦门大学童敏教授、云南大学高万红教授给了我们很多支持，我和同学们亦积极参与收获良多。

　　没有前面提到的那几位老师们的指引、帮助和关心，没有各方的支持和投入，要在四川开展康复社会工作、医疗社会工作专业实践活动是难以想象的。这本书稿的顺利完成让我感到欣慰，这是对我们十年来医疗和康复社会工作实践活动的总结，让我们有机会向从事社会工作的老师和同行们学习和请教。

　　借助本书的出版，对从事医疗和康复社会工作专业实践活动的成都信息工程大学社会工作系社会工作专业的同学表示感谢，他们是：2009级王颖、赖敏，2011级方芳、2012级肖敏、高梦婕、王倩、黄旭阳，2013级秦敏、朱云龙、张敏，2014级林燕、罗欣男、张举惠、张会会、罗雨瑶，2016级杨静、唐菲、罗之琼、陈美玲。他们积极参与的热情、认真负责的态度以及不辞辛苦的精神让我感动，也让我看到了医疗及康复社会工作发展的动力和前景。

　　这本书之所以能够面世，也离不开中国社会出版社的大力支持，在此一并致以诚挚的感谢！

　　由于时间仓促以及水平有限，书中还存在不少需要改进的方面，希望各位老师和同行不吝赐教。

陈会全

2021年于成都双流